Mirko Omejc

Tratamento do cancro do reto

Mirko Omejc

Tratamento do cancro do reto

A caminho de uma cirurgia menos agressiva, maior sobrevivência e melhor qualidade de vida

ScienciaScripts

Imprint
Any brand names and product names mentioned in this book are subject to trademark, brand or patent protection and are trademarks or registered trademarks of their respective holders. The use of brand names, product names, common names, trade names, product descriptions etc. even without a particular marking in this work is in no way to be construed to mean that such names may be regarded as unrestricted in respect of trademark and brand protection legislation and could thus be used by anyone.

Cover image: www.ingimage.com

This book is a translation from the original published under ISBN 978-620-2-30525-9.

Publisher:
Sciencia Scripts
is a trademark of
Dodo Books Indian Ocean Ltd. and OmniScriptum S.R.L publishing group

120 High Road, East Finchley, London, N2 9ED, United Kingdom
Str. Armeneasca 28/1, office 1, Chisinau MD-2012, Republic of Moldova, Europe
Managing Directors: Ieva Konstantinova, Victoria Ursu
info@omniscriptum.com

Printed at: see last page
ISBN: 978-620-8-61166-8

Copyright © Mirko Omejc
Copyright © 2025 Dodo Books Indian Ocean Ltd. and OmniScriptum S.R.L publishing group

ÍNDICE DE CONTEÚDOS

Capítulo 1

INTRODUÇÃO

Epidemiologia

O carcinoma rectal é uma das formas mais comuns de cancro, tanto em homens como em mulheres, no mundo ocidental e uma das causas de morte mais comuns. É responsável por 8 % de todas as mortes por cancro a nível mundial. Mesmo quando a doença ainda está localizada e a ressecção cirúrgica é considerada curativa, a sobrevivência é de aproximadamente 60 % aos 5 anos e de aproximadamente 50 % aos 10 anos (1). Desde 1950, a taxa bruta de incidência de cancro na Eslovénia aumentou 600 % nos homens e 350 % nas mulheres. O cancro colorrectal (CRC) ocupa atualmente o segundo lugar entre os cinco cancros mais frequentes (pele - exceto melanoma, colorrectal, próstata, pulmão e mama), que, em conjunto, representam quase 2/3 de todos os novos casos de cancro. Na Eslovénia, registaram-se 484 novos casos de cancro do reto em 2012. Apenas cerca de 20 % dos cancros do reto estavam ainda localizados no momento do diagnóstico, enquanto quase 60 % e 20 % eram considerados locorregionalmente avançados ou tinham metástases à distância, respetivamente. No final de 2012, viviam na Eslovénia mais de 4000 pessoas com cancro do reto. No mesmo ano, 233 pessoas morreram devido a esta doença (2).

Antecedentes

A história da cirurgia do cancro do reto pode ser vista como uma progressão através de três fases principais: redução da morbilidade e mortalidade perioperatórias, melhoria da sobrevivência a longo prazo com uma cirurgia radical mais exacta e equilíbrio entre a sobrevivência a longo prazo e um resultado funcional aceitável a longo prazo. Embora a doença disseminada seja a causa mais comum de morte, a recorrência local causa sintomas incapacitantes graves, é difícil de tratar e é frequentemente fatal (3, 4). O controlo local (ou seja, baixas taxas de recorrência) e a sobrevivência a longo prazo são os principais objectivos terapêuticos da cirurgia do cancro do reto. Os objectivos terapêuticos secundários são a preservação do esfíncter anal e a preservação da função miccional e sexual, melhorando assim a qualidade de vida. A ressecção completa, com margens negativas, confere a maior probabilidade de cura (5). Assim, todas as margens de ressecção (proximal, distal e circunferencial) não devem ter resíduos microscópicos de células cancerígenas. A margem de ressecção distal negativa (MRD) é definida como a distância entre o bordo distal do tumor macroscópico (ou tecido cicatricial nos doentes que apresentam uma resposta clinicamente completa após quimiorradiação) e o bordo da margem de ressecção distal, na qual não são encontradas células cancerígenas no exame microscópico. Historicamente, as diretrizes padrão recomendavam uma DRM de, pelo menos, 4 - 5 cm, o que significava que a ressecção rectal preservadora do esfíncter para os cancros do reto de baixo nível era praticamente inexistente. Embora o diagnóstico de cancro do reto implicasse o estigma da necessidade de uma colostomia permanente, com as técnicas actuais e os novos instrumentos, poucos doentes necessitam agora de uma operação deste tipo para curar definitivamente a sua doença. Mesmo quando tal se torna necessário, os aparelhos estomacais modernos são tão eficazes que a maioria dos colostomizados tem uma vida normal. Os avanços na compreensão da biologia dos tumores do reto, da fisiologia anorrectal e da anatomia pélvica, combinados com instrumentos avançados, significam que a maioria dos cancros do reto pode ser excisada de forma completa e segura, com o restabelecimento da continuidade intestinal.

Em 1982, Heald publicou o seu monumental trabalho no qual recomendava a remoção de todo o mesorreto com uma dissecção nítida sob visão direta, uma técnica que ficou conhecida como excisao mesorrectal total (EMT). Esta engenhosa técnica cirúrgica, quando realizada corretamente (isto é, ao longo do plano areolar avascular embriológico, entre a fáscia própria mesorrectal e a fáscia da parede lateral pélvica), é vantajosa porque, para além de incluir a remoção do mesorreto que contém os gânglios linfáticos de drenagem rectal, também facilita a preservação do nervo autonómico. A EMT optimiza o resultado oncológico ao reduzir a taxa de recorrência local e também preserva a qualidade de vida (6).

Assim, a regra de 5 cm anteriormente aplicável foi gradualmente modificada para 2 cm e, mais tarde, com os avanços nas técnicas cirúrgicas, para 1 cm ou até menos (7, 8). A quimiorradioterapia (CRT) pré-operatória de longa duração utilizando o regime de 5-fluorouracilo (5-FU) surgiu desde então como o padrão de tratamento para doentes com cancro do reto inferior e médio localmente avançado (LARC) (9, 10). Até à data, os aperfeiçoamentos no tratamento conduziram a uma diminuição das taxas de recorrência local de 25-40% para menos de 6%. Setenta e cinco por cento das recidivas locais são detectadas no prazo de dois anos após o diagnóstico do tumor primário. Cerca de 20 % - 50 % dos doentes com recidivas locais têm doença recorrente isolada sem metástases à distância (11, 12).

Vários relatórios demonstraram que, em aproximadamente um quarto dos casos (6,5 a 58%), existe uma disseminação intramural distal (DIS) substancial e microscópica de células tumorais. Sempre que a DIS está presente, limita-se a 2 cm em 95 % de todos os doentes. Raramente se estende por mais de 2 cm em tumores não irradiados. Quando tal acontece, está associada a doença avançada e a um mau prognóstico a longo prazo, mesmo quando todas as margens de ressecção estão livres de doença (13, 14). Do mesmo modo, a DIS não se estende frequentemente a mais de 1 cm do bordo distal do tumor macroscópico em doentes com cancro do reto tratados com CRT pré-operatória. Quando tal acontece, a evolução clínica destes doentes é geralmente pior, porque desenvolvem rapidamente metástases à distância e/ou doença localmente recorrente, independentemente do comprimento da DRM (15). Esta descoberta sugere que a biologia do tumor, em oposição à margem de ressecção, determina o resultado final (16).

Uma margem de ressecção circunferencial positiva ou próxima está fortemente associada à recorrência local e metastática, apesar da CRT e da TME (17, 18). Em contrapartida, a associação de uma margem de ressecção circunferencial próxima e a sua influência na recorrência e na sobrevivência a longo prazo é menos clara, com relatórios algo contraditórios (18). Muitos centros em todo o mundo, incluindo os nossos dois Centros de Referência Terciária (University Medical Centre Ljubljana, Institute of Oncology Ljubljana), aceitaram os DRM próximos (1 cm ou até menos) como oncologicamente seguros, num esforço para maximizar a elegibilidade dos doentes para a ressecção rectal preservadora do esfíncter.

Capítulo 2

GESTÃO DO CANCRO DO RECTO

Avaliação clínica e estadiamento

O cancro rectal é definido como uma lesão cancerosa, localizada num raio de 12 a 15 cm da borda anal, dependendo do tipo de técnica de medição, e é ainda classificado como cancro do reto inferior, médio e superior, respetivamente (Quadro 1).

Tabela 1. Medição da altura do cancro do reto (18).

Location	Rigid proctoscopy	Flexible endoscopy	MRI
Low	Up to 5 cm	Up to 5 cm	Up to 4 cm
Middle	> 5 – 10 cm	> 5 – 10 cm	> 4 cm – 8 cm
High	> 10 – 15 cm	> 10 – 15 cm	> 8 cm – 12 cm
Referrence level	Anal verge	Anal verge	Anorectal junction

É necessária uma abordagem multimodal por uma equipa multidisciplinar para planear uma estratégia de tratamento racional e coerente para cada doente com cancro do reto. Este tipo de abordagem está associado a uma maior sobrevivência e a uma menor recorrência local.

Uma avaliação clínica pré-operatória e um estadiamento precisos fornecem-nos informações sobre a profundidade da penetração do tumor através da parede rectal, o envolvimento dos gânglios linfáticos e a potencial presença de doença metastática à distância. Com base nisto, o cancro do reto é classificado de acordo com o sistema de estadiamento TNM (20). Na 7ª edição, foram efectuadas várias alterações ao estadiamento. As lesões T4 foram subdivididas em T4a (o tumor penetra na superfície do peritoneu visceral) e T4b (o tumor invade diretamente ou está aderente a outros órgãos ou estruturas). O N1 é igualmente subdividido em N1a (metástases em 1 nódulo), N1b (metástases em 2-3 nódulos) e N1c (sem metástases nodais regionais, mas com depósitos tumorais na subserosa, no mesentério ou nos tecidos pericólicos ou perirectos não peritonealizados). O estádio N2 é subdividido em N2a (metástases em 46 nódulos) e N2b (metástases em 7 ou mais nódulos). O cancro do reto em estádio I é definido como T1 - T2 , N0, M0. A doença no estádio II subdivide-se em IIA (se o tumor primário for T3, N0, M0), IIB (para lesões T4a, N0, M0) e IIC (para T4b, N0, M0). O estádio III subdivide-se em IIIA (T1 - T2, N1/ N1c, M0 ou T1, N2a, M0), IIIB (T3 - T4, N1/ N1c, M0 ou T2 - T3, N2a, M0 ou T1 - T2, N2B, M0) e IIIC (T4a, N2a, M0 ou T3 - 4a, N2b, M0 ou T4b, N1 - 2, M0). A doença em estádio IVA é definida como qualquer T, qualquer N e a presença de metástases à distância confinadas a um órgão ou local (M1a). A doença em estádio IVB é definida como qualquer T, qualquer N com metástases em mais de 1 órgão ou local ou no peritoneu (M1b) (Tabela 2, 3).

Tabela 2. Definições para T (tumor primário), N (estádio nodal), M (metástases à distância) (20)

Primary tumor (T)	
TX	Primary tumor cannot be assessed
T0	No evidence of primary tumor
Tis	Carcinoma in situ: intraepithelial or invasion of lamina propria
T1	Tumor invades submucosa
T2	Tumor invades muscularis propria
T3	Tumor invades through the muscularis propria in the
T4a	Tumor penetrates to the surface of the visceral peritoneum
T4b	Tumor directly invades or is adherent to other organs or structures
Regional lymph nodes	
NX	Regional lymph nodes cannot be assessed
N0	No regional lymph node metastases
N1	Metastasis in 1 – 3 regional lymph nodes
N1a	Metastasis in 1 regional lymph node
N1b	Metastasis in 2 – 3 regional lymph nodes
N1c	Tumor deposit(s) in the subserosa, mesentery or nonperitonealized pericolic or perirectal tissues without regional nodal metastasis
N2	Metastasis in 4 or more regional lymph nodes
N2a	Metastasis in 4 – 6 regional lymph nodes
N2b	Metastasis in 7 or more regional lymph nodes
Distant metastasis (M)	
M0	No distant metastasis
M1a	Metastasis confined to one organ or site
M1b	Metastasis in more than one organ/ site or the peritoneum

Tabela 3. Grupos de estágios (20).

Stage	T	N	M
0	Tis	N0	M0
I	T1	N0	M0
	T2	N0	M0
IIA	T3	N0	M0
IIB	T4a	N0	M0
IIC	T4b	N0	M0
IIIA	T1 –T2	N1/N1c	M0
	T1	N2a	M0
IIIB	T3 –T4a	N1/N1c	M0
	T2 – T3	N2a	M0
	T1 – T2	N2b	M0
IIIC	T4a	N2a	M0
	T3 – T4a	N2b	M0
	T4b	N1 – N2	M0
IVA	Any T	Any N	M1a
IVB	Any T	Any N	M1b

De acordo com a classificação TNM do cancro do reto, determina-se a necessidade de uma eventual terapia neoadjuvante e decide-se a terapia cirúrgica adequada (21). O subestadiamento do cancro do reto pode omitir a terapia neoadjuvante a alguns doentes, aumentando assim o risco de recorrência local. O sobreestadiamento, por outro lado, pode levar a uma (quimio)radioterapia neoadjuvante desnecessária e ter efeitos potencialmente prejudiciais nos resultados funcionais, bem como efeitos imunológicos prejudiciais (22).

Apesar das modernas técnicas de imagiologia, uma história detalhada (incluindo história familiar de CCR) e um exame físico com determinação dos níveis pré-operatórios de carcinoembriões (CEA) representam uma condição sine qua non da avaliação pré-operatória dos doentes com cancro do reto. O estado de desempenho é avaliado de modo a determinar o risco operatório, bem como a elegibilidade para tratamento neoadjuvante. Devem ser procuradas alterações do hábito intestinal, hemorragia anal ou descarga de muco, tenesmo, urgência, dor anal constante e outros problemas de continência. O exame digital é o primeiro passo no processo de estadiamento. Quando realizado corretamente, dá-nos informações importantes sobre o tamanho do tumor e a extensão da circunferência envolvida, a sua posição radial e morfologia, bem como a possível fixação do volume tumoral. O exame rectal digital é também um instrumento indispensável para a avaliação do esfíncter anal. Por vezes, podem mesmo ser palpados grandes gânglios linfáticos mesorrectais, enquanto a palpação bimanual do septo retovaginal pode sugerir uma infiltração tumoral. As regiões inguinais e o abdómen como um todo devem ser examinados, uma vez que a adenopatia inguinal pode sugerir doença metastática, enquanto a distensão abdominal devida a ascite e/ou fígado aumentado aponta para uma possível carcinomatose e/ou metástases hepáticas (23).

A colonoscopia completa é necessária (exceto em casos de lesões obstrutivas) para assegurar o diagnóstico de adenocarcinoma do reto através de biópsia de tecido, bem como para identificar pólipos síncronos e tumores malignos, que ocorrem em cerca de 30 % e 3 % - 5 % dos casos, respetivamente (24, 25).

Alguns autores defendem a utilização da proctoscopia rígida como uma técnica adjuvante útil para a localização de cancros do reto. Schoellhammer et al realizaram um estudo retrospetivo em doentes operados por cancro do reto e do cólon distal à flexura esplénica. Compararam as distâncias do tumor à borda anal por endoscopia flexível com as distâncias obtidas por proctosigmoidoscopia rígida. Esta última alterou as opções de tratamento em ¼ de todos os doentes. Por conseguinte, concluíram que deve ser realizada uma endoscopia rígida em todos os doentes com cancro do reto (26).

De acordo com as nossas National Guidelines for management of patients with colo-rectal cancer - NGCC (27), a ressonância magnética (RM) da pélvis (Figura 1) é a modalidade recomendada para o estadiamento loco-regional inicial do cancro do reto, a fim de avaliar as categorias tumorais e nodais e a distância até à fáscia mesorrectal (MRF; ou seja, potencial margem de ressecção circunferencial (CRM)). A RM de alta resolução do reto pode prever com precisão o envolvimento da margem de ressecção cirúrgica, bem como a profundidade da extensão do tumor extramural (28). Relatórios recentemente publicados pela European Registration of Cancer Care (EURECCA) e pela European Society of Abdominal and Gastrointestinal Imaging (ESGAR) recomendam que a RM deve ser a primeira escolha imagiológica para o estadiamento primário, bem como para o reestadiamento após a CRT neoadjuvante (29, 30).

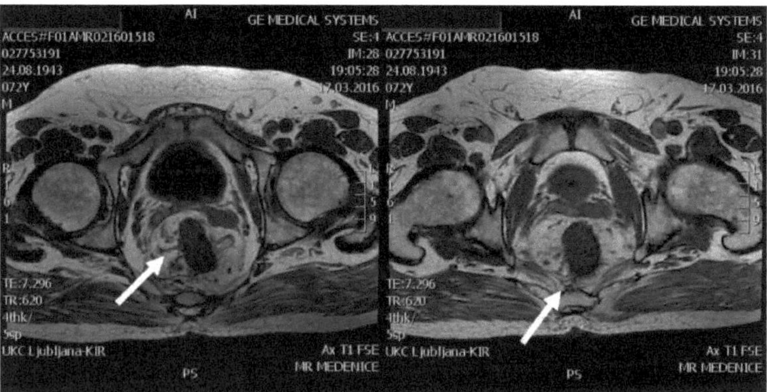

Figura 1. Cancro do reto médio T3 N1 com fáscia mesorrectal ameaçada (setas brancas)

Para o estadiamento à distância (ou seja, para identificar uma possível doença metastática à distância), são normalmente realizadas radiografias do tórax e ecografias do abdómen, embora seja preferível a tomografia computorizada (TC) do tórax e do abdómen. No entanto, a tomografia computorizada do abdómen e/ou do tórax é considerada necessária, sempre que exista qualquer suspeita de metástases à distância.

Terapia neoadjuvante (pré-operatória)

A radioterapia pré-operatória com ou sem quimioterapia concomitante é considerada a norma de tratamento na Eslovénia, de acordo com as nossas orientações nacionais para a gestão de doentes com cancro colo-rectal (27):

1. Doentes com cancro do reto baixo e médio localmente avançado, estádios II e III.
2. Subgrupo de doentes com cancro do reto baixo e médio, estádio I: A quimiorradioterapia pré-operatória está indicada em:

a) Doentes não elegíveis para a ressecção rectal transabdominal padrão. Nestes doentes, é efectuada uma excisão local 6 a 8 semanas após a conclusão do tratamento pré-operatório.

b) Doentes com cancros do reto ultra-baixo em que a ressecção R0 é questionável devido à localização do tumor ou a questões anatómicas.

3. Subgrupo de doentes com cancro do reto superior, estádios II e III: Neste subgrupo de doentes com cancro do reto superior (uma distância de 12 - 15 cm do bordo distal do tumor até à borda anal ou junção anorrectal), a (quimio)radioterapia pré-operatória é administrada nos casos em

que o tumor primário ou os gânglios linfáticos se encontram a menos de 5 mm da fáscia mesorrectal.

O principal objetivo do tratamento pré-operatório é a melhoria do controlo local. Além disso, a (quimio)radioterapia pré-operatória facilita muitas vezes ou torna mesmo possível uma ressecção rectal com margem negativa (R0) e, por vezes, permite uma ressecção que preserva o esfíncter em casos em que estava planeada principalmente uma ressecção não restauradora. Existem duas modalidades de administração da radioterapia pré-operatória:

1. Radioterapia de longa duração com quimioterapia concomitante (infusão de 5-flourouracil ou capecitabina oral). É administrada aos doentes uma dose total de irradiação (DT) de 45 Gy na pélvis mais 5,4 Gy como reforço para o tumor primário em fracções diárias de 1,8 Gy durante 5,5 semanas. No caso de tumores T4 ou irressecáveis, é administrada uma TD de 45 Gy na pélvis mais 9 Gy como boost para o tumor primário. A quimioterapia é administrada concomitantemente com a RT, iniciada no primeiro dia da RT e terminada no último dia da RT. A cirurgia segue-se 6 a 8 semanas após a conclusão da CRT.
1. Radioterapia de curta duração, com dose total (DT) de 25 Gy na pélvis sem quimioterapia simultânea (5 Gy por dia, 5 dias consecutivos). A RT é seguida de cirurgia imediata.

A radioterapia pré-operatória tem várias vantagens em relação à radioterapia pós-operatória. Estas vantagens estão relacionadas com a resposta do tumor, bem como com a preservação do tecido normal. O volume do tumor pode diminuir, o que, por sua vez, facilita ou até torna possível a ressecção rectal e aumenta a taxa de ressecções que preservam o esfíncter. Além disso, o tecido irradiado é mais bem vascularizado e oxigenado, o que resulta numa maior sensibilidade à RT. A radiação pré-operatória evita a ocorrência de lesões induzidas pela radiação no intestino delgado preso na pélvis após a proctectomia (31, 32).

A escolha de uma RT neoadjuvante de curta ou longa duração em todo o mundo baseia-se em grande medida no padrão de prática local. A primeira é administrada em muitos países europeus (mas não em todos!), enquanto a segunda é a modalidade preferida nos Estados Unidos da América. Os resultados de um ensaio polaco sobre cancro do reto mostraram que uma RT de curta duração era tão eficaz como uma CRT de longa duração no que diz respeito à taxa de recorrência local e à sobrevivência a longo prazo (33). Nygan et al. apresentaram resultados semelhantes. No seu ensaio, 326 doentes foram aleatorizados para receberem radioterapia de curta ou longa duração, esta última com quimioterapia concomitante. Não se registaram diferenças estatisticamente significativas nas taxas de recorrência local ou à distância, na sobrevivência global ou nas taxas de toxicidade tardia

(34). Na Eslovénia, de acordo com o nosso NGCC (27), a CRT de longa duração é a modalidade preferida. No entanto, em algumas situações, a RT de curta duração pode ser uma escolha adequada, dependendo da localização e do estádio do tumor, da avaliação da ressecabilidade do tumor, bem como do estado de desempenho geral do doente e de eventuais comorbilidades.

A adição de quimioterapia em simultâneo com a RT pré ou pós-operatória tem vários benefícios, defendidos em muitos ensaios aleatórios (35, 36). Estes benefícios incluem a sensibilização e o controlo sistémico da doença (erradicação de micrometástases), bem como o potencial para aumentar as taxas de resposta patológica completa e a preservação do esfíncter. Foram estudados muitos regimes de quimioterapia, embora a maioria seja baseada em derivados de fluoropirimidina (5-FU ou capecitabina). A infusão contínua ou em bolus de 5-FU parece ter resultados semelhantes no que respeita à sobrevivência global e à sobrevivência livre de recorrência (37). Para além disso, até a capecitabina, que é um derivado oral da fluoropirimidina, demonstrou ser equivalente ao 5-FU na terapêutica pré-operatória da CRT (38). Os nossos próprios resultados confirmam os dados de outros estudos, segundo os quais a CRT pré-operatória baseada na capecitabina é uma opção de tratamento viável para o cancro do reto localmente avançado, com taxas positivas de sobrevivência a 5 anos, sobrevivência livre de recorrência e controlo local (9). No entanto, os doentes devem ser capazes de gerir as responsabilidades inerentes à quimioterapia oral auto-administrada.

Terapia adjuvante (pós-operatória)

A justificação para a quimioterapia adjuvante foi inicialmente extrapolada de estudos realizados para o cancro do cólon (39). O ensaio EORTC 22921 foi um grande estudo aleatório que avaliou a sobrevivência após quimioterapia adjuvante no cancro do reto. Os autores encontraram uma tendência para a melhoria da sobrevivência global após esse tratamento. Além disso, a análise exploratória multivariada dos dados deste estudo, limitada aos 785 doentes cT3-T4 submetidos a ressecção R0 e sem evidência de doença metastática à data da cirurgia, mostrou que os doentes cujos tumores foram submetidos a downstaging com sucesso beneficiaram especialmente da terapêutica adjuvante (40). O grupo de doentes com doença ypT0-2 foi o que mais beneficiou. Resultados semelhantes, sugerindo que o downstaging do tumor também pode ser preditivo da resposta à quimioterapia adjuvante, foram comunicados pelo grupo do MD Anderson Center (41). Alguns autores começaram a argumentar que os pacientes com pCR não necessitam de tratamento adjuvante, uma vez que com um prognóstico já excelente pode haver pouca ou nenhuma eficácia de tal tratamento. Parece possível que não haja benefício da quimioterapia adjuvante para os dois extremos de resposta patológica: pacientes com pCR completo e aqueles com resposta pobre ou mínima (42, 43).

Por conseguinte, a nossa política de administração de quimioterapia adjuvante foi-se alterando ao longo dos anos. Na altura do recrutamento de doentes para o nosso estudo, todos os doentes após radioterapia (quimio) pré-operatória e ressecção cirúrgica recebiam tratamento sistémico pós-operatório, independentemente do estádio patológico final. Atualmente, é nossa prática que os doentes com resposta patológica completa (ypT0 N0) não são elegíveis para quimioterapia adjuvante. A CRT pós-operatória é administrada a doentes após ressecção radical de cancro do reto em estádio II ou III, que não foram tratados no pré-operatório. Estes doentes foram operados com urgência (obstrução do cólon) ou pensou-se que tinham um estádio de doença inferior e não eram elegíveis para tratamento pré-operatório. No entanto, o estado de desempenho geral dos doentes, as possíveis comorbilidades, bem como a esperança de vida estimada, devem ser tidos em conta. Os doentes após a ressecção de carcinoma do reto superior com caraterísticas favoráveis (estádio patológico T3 N0 M0 e T2 N1 M0, grau de cancro 1 - 2, profundidade de invasão inferior a 2 mm, ausência de invasão linfovascular, pelo menos 12 ou mais gânglios linfáticos avaliados, margem de ressecção circunferencial de pelo menos 2 mm, amostra mesorrectal intacta) têm um baixo risco de doença local recorrente, pelo que a RT pós-operatória não está indicada. A ressecção cirúrgica com ou sem quimioterapia pós-operatória é o tratamento padrão para este grupo de doentes. Após a excisão local do cancro do reto T1 N0 com caraterísticas de prognóstico desfavoráveis (margem de ressecção positiva, má diferenciação, invasão do terço inferior da submucosa, invasão linfovascular, tamanho do tumor > 3 cm ou o tumor abrange mais de 1/3 da circunferência rectal e fragmentação do tumor) ou T2 N0 independentemente das caraterísticas de prognóstico, está indicada a ressecção radical do reto. Se o doente recusar a ressecção radical ou for considerado clinicamente inapto para tal procedimento, está indicada uma CRT pós-operatória.

Terapia cirúrgica

Apesar do crescente interesse pela quimioterapia e radioterapia no tratamento do cancro do reto, quase todos os tratamentos curativos desta doença requerem algum tipo de ressecção cirúrgica. Utilizamos diferentes técnicas e abordagens cirúrgicas, com base na localização e na extensão da doença. Estas incluem procedimentos locais (polipectomia endoscópica, excisão transanal, microcirurgia endoscópica transanal, cirurgia transanal minimamente invasiva) e ressecções transabdominais mais invasivas com ou sem abordagem perineal (ressecção anterior, ressecção anterior baixa, ressecção abdominoperineal). A ressecção anterior engloba a excisão mesorrectal parcial e a ressecção anterior baixa total, respetivamente. Nesta última, é efectuada uma anastomose colo-anal, enquanto na excisão abdominoperineal a proctectomia é concluída através da abordagem perineal (44).

Procedimentos locais

Um pólipo rectal maligno é definido como um pólipo com cancro que invade a muscularis mucosae e a submucosa (pT1). Os pólipos classificados como carcinoma in situ (pTis) não penetraram na submucosa e, por conseguinte, são incapazes de metastizar nos gânglios linfáticos regionais (45). Em doentes com pólipos pedunculados com cancro invasivo (adenoma tubular, tubuloviloso ou viloso), não é necessária qualquer ressecção adicional se o pólipo tiver sido completamente ressecado com caraterísticas histológicas favoráveis (grau 1 ou 2, sem invasão angiolinfática, margem de ressecção negativa). Em doentes com um pólipo séssil completamente ressecado com cancro invasivo e caraterísticas histológicas favoráveis, pode também ser considerada a observação. Os doentes devem ser informados de que existe uma maior incidência de resultados adversos (doença residual e/ou recorrente, metástases hematogénicas, mas não metástases nos gânglios linfáticos) em comparação com o pólipo maligno pedunculado. Por conseguinte, a ressecção rectal maior é uma opção válida neste subgrupo de doentes. A ressecção rectal é recomendada para doentes com pólipos com caraterísticas histológicas desfavoráveis (grau 3 ou 4, invasão angiolinfática, margem de ressecção positiva) ou quando a amostra excisada está fragmentada ou as margens não podem ser avaliadas. Uma margem positiva é definida como a presença de tumor num raio de 1 - 2 mm da margem transeccionada ou pela presença de células tumorais dentro da diatermia da margem transeccionada (46, 47).

A excisão transanal (TAE) pode ser adequada para cancros do reto selecionados em fase inicial e relativamente pequenos (Figura 2). Os tumores até 3 cm, bem a moderadamente diferenciados, que se encontrem a menos de 8 cm (com novas abordagens até 12 ou 14 cm) da borda anal e limitados a menos de 30% da circunferência rectal e para os quais não haja evidência de envolvimento nodal, podem ser abordados com segurança por via transanal. A TAE pode ser efectuada de forma convencional ou com microcirurgia endoscópica transanal (TEM), que se tornou muito popular nos últimos anos t, mas tem uma curva de aprendizagem bastante acentuada. A versão mais recente da EAT é a cirurgia transanal minimamente invasiva (TAMIS), que é semelhante a uma técnica laparoscópica de sítio único (48, 49, 50). Historicamente, eram realizadas a excisão transcoccígea e a excisão transesfincteriana. No entanto, com o desenvolvimento de novas tecnologias para operações endoluminais, estes dois métodos são raramente, ou nunca, utilizados atualmente.

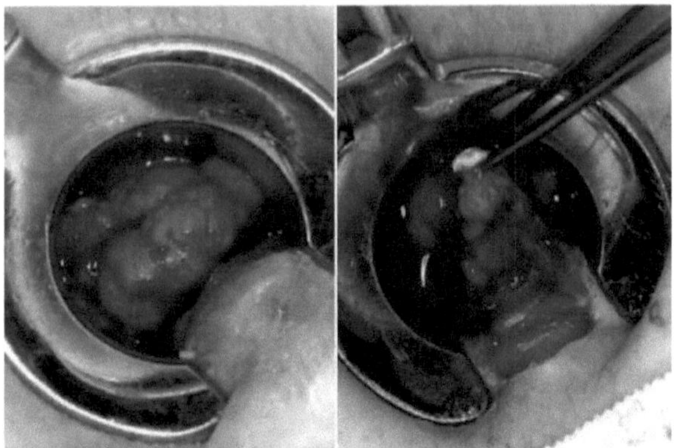

Figura 2. Excisão transanal de tumor polipoide logo acima da borda anal

Independentemente da técnica de excisão local (LE) utilizada, é efectuada uma excisão de espessura total perpendicularmente através da parede intestinal até à gordura perirectal. São necessárias margens negativas profundas e da mucosa e deve ser evitada a fragmentação do tumor. Quando a amostra estiver totalmente excisada, deve ser orientada e enviada para a patologia. Se o exame patológico revelar caraterísticas histológicas desfavoráveis ou se o tumor estiver fragmentado e as margens não puderem ser avaliadas, recomenda-se uma ressecção rectal radical (51).

A excisão local é um compromisso do ponto de vista oncológico. Quando comparada com a ressecção radical transabdominal do reto, a excisão local proporciona margens de ressecção mais estreitas e não permite a colheita de gânglios linfáticos. Quaisquer células tumorais deixadas nos tecidos linfáticos e perirectos conduzem inevitavelmente a doença recorrente e potencialmente a uma diminuição da sobrevivência. Nenhuma das técnicas de diagnóstico pré-operatório pode avaliar com precisão total o estado nodal do mesorreto. A invasão tumoral e as caraterísticas histológicas desfavoráveis são os marcadores mais importantes de metástases nodais, mas infelizmente só estão disponíveis após a excisão e a elaboração do relatório patológico final. A este respeito, a excisão local deve ser vista como uma "biopsia completa", após a qual se decide sobre a necessidade de ressecção adicional (51).

No entanto, a excisão local reduz a morbilidade inerente à ressecção radical (fugas anastomóticas com complicações sépticas, lesões dos nervos hipogástrico e pélvico, perturbações funcionais pós-operatórias) e preserva o esfíncter anal. Uma vez que pode ser realizada com anestesia regional, mesmo os doentes que, devido a comorbilidades médicas, não estão aptos para uma cirurgia de grande porte, podem ser tratados para o cancro do reto. No pós-operatório, os doentes sentem apenas dor e desconforto ligeiros. As complicações graves, como sépsis local, incotinência fecal e fístula retovaginal ou estenose rectal, são raras (51, 52). Os tumores em estádio T1 estão associados a um risco de 10 %-15 % de doença nodal. Este risco aumenta para 10 % - 28 % nos tumores T2 e para 30 % - 70 % nos tumores T3/T4. As caraterísticas histológicas desfavoráveis aumentam a propensão para a disseminação linfática e à distância. Os doentes submetidos a uma ressecção rectal radical para o cancro do reto nos estádios I e II têm excelentes resultados a longo prazo. Podem esperar menos de 5 % de taxas de recorrência local e 90 % de taxas de sobrevivência livre de doença aos 5 anos (53). Diferentes técnicas de excisão local para cancros do reto iniciais rigorosamente selecionados são comparadas com esta norma de ouro da ressecção radical do reto e devem conduzir a resultados oncológicos idênticos. As taxas de recorrência local registadas variam entre 5 % - 28 % para as lesões T1 e 13 % - 37 % para as lesões T2 em doentes submetidos a LE e tendem a ser mais elevadas quando comparadas com a cirurgia radical para a doença T1/T2. No entanto, nestes estudos não foi possível provar uma diferença estatisticamente significativa na sobrevivência livre de doença. Este facto pode dever-se à análise retrospetiva que ocorreu em muitos destes estudos e à falta de um seguimento adequado (54, 55). Quando o seguimento foi mais longo, foi possível observar a diferença de sobrevivência entre a LE e a ressecção rectal radical, tal como referido por Nash et al na sua revisão (56). Quando se comparam diferentes técnicas de LE, parece que é mais provável obter uma margem negativa com a TEM do que com a TAE (57, 58). A taxa de recorrência é também mais baixa com a TEM do que com a EAT (59). No entanto, o impacto destas diferenças na sobrevivência livre de doença não é claro. Atualmente, apesar da sua abordagem minimamente invasiva, a excisão local através dos métodos mais recentes de TEM e TAMIS deve ser utilizada em doentes cuidadosamente selecionados com cancro do reto T1. Os doentes com tumores T2 ou mesmo mais avançados devem ser tratados com uma ressecção rectal radical. Se forem escolhidas técnicas de excisão local com terapia de modalidade combinada para estes doentes, tal só deve ser feito no contexto de ensaios prospectivos bem concebidos, porque ainda não existem estudos bem concebidos que avaliem esta abordagem combinada (60, 61).

Ressecção rectal radical

A ressecção rectal radical inclui operações poupadoras e não poupadoras de esfíncteres e, quando realizada corretamente, continua a ser considerada a pedra angular da terapia curativa. A excisão mesorrectal acentuada é o padrão de tratamento. A excisão mesorrectal total (EMT) é recomendada para doentes com todos os cancros do reto localizados no terço médio e inferior do reto (ressecção anterior baixa com anastomose colo-anal), enquanto a excisão mesorrectal parcial é adequada para o cancro do reto localizado no reto superior (ressecção anterior). O reto e o mesorreto têm de ser divididos 5 cm abaixo do tumor. A excisão abdominoperineal (APE) é o procedimento preferido para não poupar o esfíncter (Figura 3). A sua utilização está indicada quando o tumor envolve a junção anorrectal e o esfíncter anal, quando uma ressecção com margem negativa resultaria na perda de função do esfíncter anal e incontinência e também como procedimento de "salvamento" para falhas locais após ressecção poupadora do esfíncter ou excisão local com ou sem tratamento neoadjuvante. A APE deve ser efectuada começando com a dissecção de cima, parando no plano do elevador, continuando a dissecção de baixo para fora do plano esfincteriano, dividindo finalmente os elevadores de baixo para cima (62). A técnica de TME (Figura 4) envolve a remoção em bloco do mesorreto, incluindo a estrutura vascular e linfática associada, o tecido adiposo e a fáscia mesorrectal como um "pacote tumoral" (Figura 5) através de uma dissecção nítida. Em 1982, Heald publicou o seu trabalho no qual recomendava a remoção de todo o mesorreto através de uma dissecção nítida sob visão direta (6). Esta engenhosa técnica cirúrgica, quando realizada corretamente (isto é, ao longo do plano areolar avascular embriológico, entre a fáscia própria do mesorreto e a fáscia da parede lateral da pélvis), é vantajosa porque, para além de incluir a remoção do mesorreto que contém os gânglios linfáticos de drenagem rectal, também facilita a preservação do nervo autonómico.

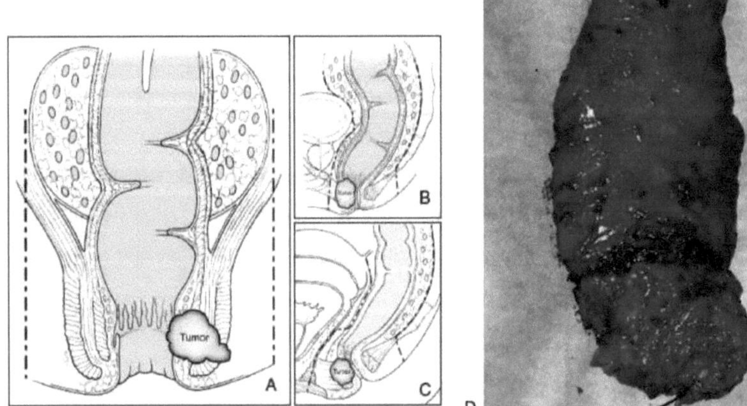

Figura 3. Ressecção abdominoperineal

A: Vista anterior, demonstrando a dissecção abdominal no plano TME com amostra perineal incluindo o complexo esfincteriano para um tumor rectal muito baixo; B: Vista lateral dos planos de ressecção no homem; C: Vista lateral dos planos de ressecção na mulher. [Bordeianou et al. (101)], D: Espécime após excisão rectal abdominoperineal.

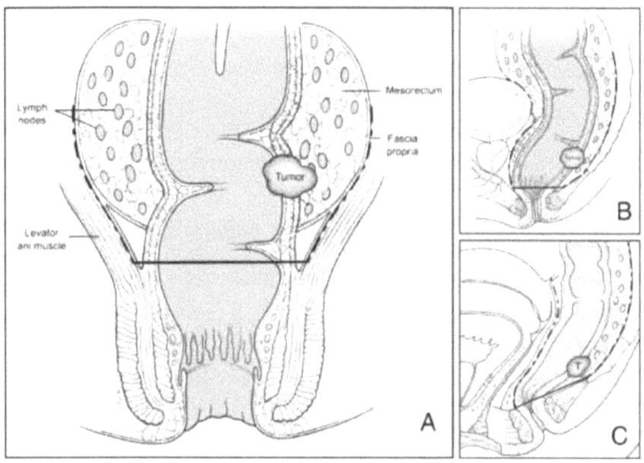

Figura 4: Planos apropriados para a excisão mesorrectal total. A - Vista anterior demonstrando o plano de dissecção entre a fáscia mesorrectal visceral e a fáscia parietal. B - Vista lateral de plano apropriado do TME em homem. C - Vista lateral do plano de dissecção do TME na mulher. [Bordeianou et al. (101)].

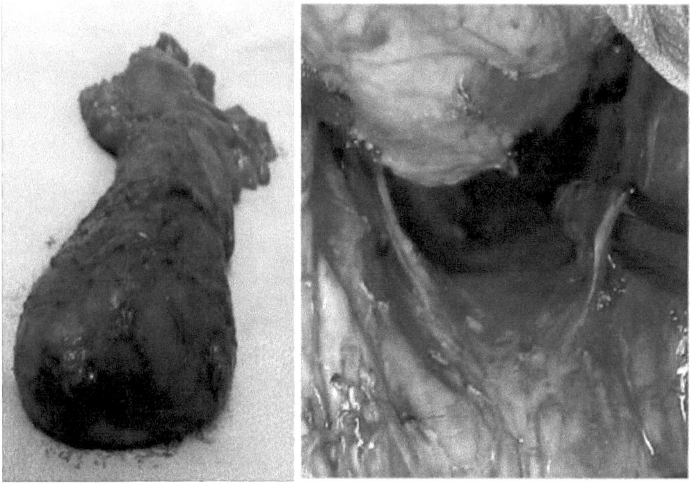

Figura 5. Boa técnica de EMT: "pacote tumoral" com fáscia mesorrectal intacta e preservação dos nervos autónomos.

A TME optimiza o resultado oncológico, reduzindo a taxa de recorrência local e preservando também a qualidade de vida. A proctectomia à moda antiga baseava-se numa dissecção romba, daí a elevada taxa de positividade da margem lateral e de disfunção sexual e da bexiga devido à não preservação dos nervos pélvicos autónomos (6, 63). Com o conceito de EMT a ser ensinado e difundido em todo o mundo, a taxa de APE também diminuiu. No entanto, a anastomose colo-anal agrafada padrão (com a bolsa em J preferida), embora indicada na maioria das vezes, muitas vezes não permite que a anastomose seja realizada na linha dentada. Num esforço para maximizar a elegibilidade dos doentes para a ressecção rectal com preservação do esfíncter, desenvolveram-se diferentes técnicas cirúrgicas:

- Anastomose colo-anal cosida à mão: Dissecção endo-anal da mucosa de baixo para cima, começando na linha dentada. Esta técnica permite obter 1 - 2 cm adicionais da DRM em comparação com a anastomose agrafada padrão.

- Ressecção interesfincteriana parcial (ISR): através de uma abordagem endoanal, a mucosa é incisada ao nível da linha dentada, incluindo o músculo do esfíncter interno, permitindo uma espessura adicional de 2 a 5 mm de margem lateral (Figura 6).
- Ressecção interesfincteriana completa (ISR): A incisão da mucosa começa 1 cm abaixo da linha dentada. O bordo inferior do esfíncter interno é palpado e o espaço interesfincteriano é dissecado (Figura 6). Esta técnica permite um acréscimo de 1 cm em comparação com a ressecção interesfincteriana parcial (64).

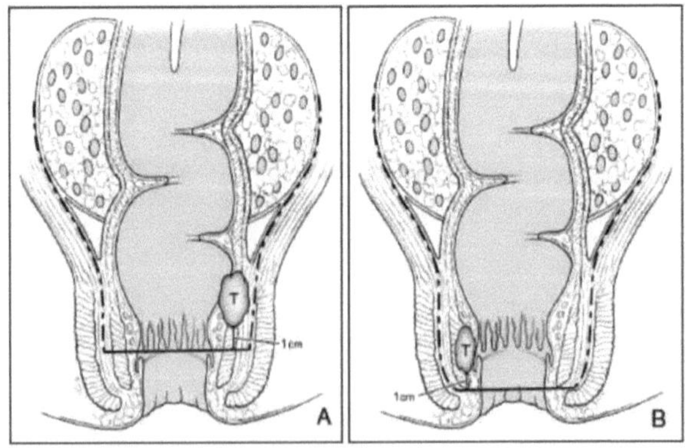

Figura 6. Planos apropriados para a ressecção interesfincteriana (ISR): O plano da EMT criado a partir de cima intersecta o plano interesfincteriano. A - RIE parcial; B - RIE completa. [Bordeianou et al. (101)].

As ressecções radicais minimamente invasivas incluem técnicas laparascópicas e robóticas, bem como uma técnica especial, denominada TME transanal (Ta-TME). Esta última foi desenvolvida para melhorar os resultados oncológicos e funcionais dos doentes com cancro do reto médio e inferior. Os resultados provisórios de um ensaio internacional, multicêntrico e aleatório (COLOR III) sugerem uma diferença no envolvimento da CRM entre a técnica laparoscópica e a Ta-TME, que parece ser favorável à Ta-TME. Por conseguinte, espera-se que a Ta-TME seja superior à TME laparoscópica em termos de resultados oncológicos no caso de cancros do reto médio e inferior (65).

Um ensaio prospetivo e aleatório demonstrou que a colectomia laparoscópica é oncologicamente equivalente à ressecção aberta (66). No entanto, a proctectomia laparoscópica é tecnicamente ainda mais difícil do que a colectomia laparoscópica, com uma curva de aprendizagem acentuada e baixas taxas de adoção (67). No entanto, os resultados de um ensaio aleatório multicêntrico (COLOR II) mostram que está associada a taxas de recorrência loco-regional e de sobrevivência global e livre de doença semelhantes às da cirurgia aberta (68). A proctectomia robótica pode provavelmente ajudar a ultrapassar algumas das dificuldades técnicas da laparoscopia convencional devido à pelve estreita e óssea. Um ensaio ROLLAR (Robotic versus Laparoscopic resection for rectal cancer) está ainda em curso para ajudar a clarificar o papel da proctectomia robótica. O objetivo primário deste estudo é a taxa de conversão para cirurgia aberta como indicador de dificuldade técnica cirúrgica. O objetivo secundário é a eficácia oncológica, que é medida através das taxas de positividade do MRC patológico.

De acordo com as nossas Diretrizes Nacionais para o tratamento de doentes com cancro colo-rectal (27), a cirurgia laparoscópica para o cancro do reto só deve ser realizada no âmbito de um ensaio clínico em Centros de Referência Terciários.

Resultados funcionais

Cada vez mais, a qualidade de vida (QdV) tem sido reconhecida como um aspeto importante dos cuidados oncológicos. Esta inclui a preservação do esfíncter anal e a continência com uma frequência intestinal razoável, bem como a preservação das funções urinária e sexual. No entanto, existem vários estudos, utilizando diversos instrumentos para medir a QdV, que sugerem que as diferenças sentidas pelos doentes submetidos a uma ressecção rectal preservadora ou não preservadora do esfíncter não são tão significativas como se esperava (69, 70). Há um preço a pagar inevitavelmente em termos de função intestinal desordenada quando é feita uma anastomose colo-anal baixa com o cólon descendente a funcionar como um neo-rectal na maior parte do tempo. É muito frequente surgir um conjunto de problemas funcionais, também designados por "síndroma pós-proctectomia" (síndroma da "ressecção baixo-anterior"). Estes problemas são por vezes muito preocupantes e alguns doentes desejam que a sua situação seja convertida em APE. A natureza destes problemas ainda não é totalmente compreendida, mas inclui o aumento da frequência e a aglomeração de movimentos intestinais e a diminuição da continência (71). Os problemas funcionais, embora comuns após quase todas as cirurgias do reto, podem ser razoavelmente minimizados usando técnicas especiais de reconstrução. A construção da anastomose com a ajuda de J-pouch colónico, que aumenta o reservatório neorrectal, melhora a função no período pós-operatório precoce. No entanto, estas vantagens parecem desaparecer após algum tempo depois da cirurgia (72). Um regime de cuidados intestinais cuidadosamente gerido, incluindo tratamento médico com agentes antidiarreicos, dietas com baixo teor de resíduos, agentes antiespasmódicos, enemas e biofeedback também pode ajudar a aliviar os problemas.

Desvio temporário

A maioria dos doentes com cancro do reto baixo e médio, tratados nas nossas duas instituições acima mencionadas com proctectomia poupadora de esfíncteres, são submetidos a uma ileostomia ou colostomia de desvio nos primeiros meses após a cirurgia (Tabela 4). Este estoma protetor (EP) não evita a separação da anastomose, mas limita os danos dessa deiscência, eliminando o derrame fecal que pode levar à sépsis pélvica. Esta, por sua vez, tem um efeito nas taxas de mortalidade e morbilidade pós-operatórias. Também prejudica os resultados funcionais a longo prazo e pode mesmo causar uma maior prevalência de recorrência loco-regional e uma menor sobrevivência a longo prazo (73, 74, 75). Por outro lado, o próprio estoma de desvio, bem como a sua reversão, podem causar morbilidade e mortalidade, e vários estomas temporários podem mesmo tornar-se permanentes (76).

Idealmente, poderiam ser identificados factores de risco para fugas, que apontariam para uma disfunção selectiva. Eberl e al. analisaram possíveis factores de previsão de fugas em 472 dos seus doentes com cancro do reto, em que foi realizada uma ressecção preservadora do esfíncter (77). Como incluíram um grande número de doentes tratados numa única instituição por um pequeno número de cirurgiões colo-rectais experientes, puderam excluir o impacto de um cirurgião individual na fuga anastomótica. Este impacto foi defendido em alguns relatórios (78, 79). Na sua análise multivariada, a baixa localização do tumor e o grande diâmetro do tumor mostraram um risco acrescido de deiscência. A presença de um estoma protetor nos seus doentes diminuiu a taxa de fugas clinicamente significativas e atenuou as consequências clínicas das fugas. Shiomi et al analisaram 1014 doentes consecutivos com cancro do reto. Não encontraram uma relação significativa entre o estoma de desvio e a fuga anastomótica sintomática. No entanto, o desvio reduziu as consequências clínicas da fuga, reduzindo assim a necessidade de reoperação (80).

Por outro lado, Sniyders et al. publicaram um relatório no qual questionaram o uso atual da rotina de estomas que não funcionam (81). Analisaram quase 2000 doentes com cancro do reto, nos quais foi realizada proctectomia restauradora. A percentagem de PS aumentou ao longo dos anos de 57 % para 70 %. No entanto, as taxas de fugas anastomóticas clinicamente relevantes permaneceram semelhantes. Além disso, os resultados da análise multivariável não mostraram uma relação significativa entre uma utilização mais frequente de PS e taxas de mortalidade pós-operatória mais baixas. A percentagem de fugas anastomóticas que necessitaram de reintervenção também foi semelhante durante o longo período de tempo. Os autores concluíram que a identificação de doentes de alto risco e o envolvimento das preferências dos doentes na decisão devem orientar a utilização adequada de EP no futuro. Um dos relatórios mais abrangentes sobre a PS foi publicado recentemente por Mrak et al (82). A força deste estudo está na sua conceção, uma vez que se tratou de um ensaio multicêntrico, prospetivo e aleatório. Os doentes com cancro rectal com anastomoses inferiores a 8 cm, tratados com ressecção anterior baixa e bolsa colónica em J, foram aleatorizados para um braço com ileostomia em ansa defuncional ou sem ileostomia. A conclusão a que chegaram foi que a ileostomia em ansa deve ser realizada em todos os doentes com cancro do reto com anastomoses inferiores a 6 cm, em particular nos doentes do sexo masculino, independentemente de uma possível reconstrução da bolsa J do cólon.

Patologia

A informação sobre o estadiamento patológico é fornecida pelo exame da peça cirúrgica. Para as amostras de ressecção por excisão local, deve ser efectuado um exame cuidadoso de todas as margens de ressecção, incluindo o exame da margem de ressecção basal. A fim de prever adequadamente a presença de metástases nos gânglios linfáticos e a subsequente necessidade de uma ressecção radical, devem ser comunicados o grau de diferenciação, a invasão angiolinfática e a profundidade da invasão.

Para a amostra de ressecção de TME, é necessária uma avaliação macroscópica e microscópica cuidadosa da amostra. Todos os relatórios patológicos devem conter informações macro e microscópicas essenciais:

1. Informações macroscópicas:

- Localização e tamanho do tumor
- Possível perfuração intra-operatória do tumor
- Distância até à margem cirúrgica intestinal mais próxima
- Distância à linha dentada (espécime APE)
- Plano de dissecção cirúrgica

A fim de registar qualquer perfuração e o plano de dissecção cirúrgica, as superfícies anterior e posterior devem ser fotografadas. A amostra é aberta anteriormente, exceto na área do tumor, que é deixada intacta para permitir a avaliação do envolvimento da CRM. As superfícies das margens criadas cirurgicamente são pintadas com tinta. A amostra é fixada ao quadro de cortiça e depois fixada em formalina durante 72 horas ou mais. De seguida, deve ser cortada em fatias finas. Estas fatias devem ser fotografadas para documentar o plano da dissecção cirúrgica.

2. Informações microscópicas:

- Tipo histológico
- Grau de diferenciação
- Profundidade de invasão
- Estado da margem de ressecção (distal, proximal, circunferencial)
- Estado dos gânglios linfáticos (gânglios positivos / todos os gânglios colhidos)
- Invasão angiolinfática, invasão perineural
- Grau de regressão do tumor (em caso de tratamento neoadjuvante)
- Verificação de uma possível doença à distância (estado M)

No final do relatório, o cancro é classificado de acordo com o sistema de estadiamento TNM e a operação é confirmada como radical ou não radical (R0 ou R1).

Regressão do tumor

O tumor responde maioritariamente ao tratamento neoadjuvante. Cerca de 50 % - 60 % dos doentes são submetidos a um downstaging após o tratamento neoadjuvante, com 15 % - 30 % dos doentes a apresentarem uma resposta patológica completa (83). Os termos "downstaging", "downsizing" e "regressão tumoral" são frequentemente utilizados de forma indistinta, ambígua ou mesmo incorrecta na literatura. O downstaging deve descrever uma mudança de um estádio superior para um estádio inferior (por exemplo, estádio III para estádio II). Uma redução do estádio T (por exemplo, de T2 para T1) não constitui um downstaging. O mesmo se aplica a uma redução apenas na fase N. Este tipo de efeitos pós-tratamento são melhor designados por "downshifts" ou "downclassifications". A regressão tumoral, por outro lado, é descrita pelo grau de regressão tumoral e refere-se ao rácio patológico entre as células tumorais viáveis residuais e o tecido cicatricial após o tratamento neoadjuvante. A regressão tumoral não deve ser utilizada indiscriminadamente para designar qualquer tipo de resposta do tumor ao tratamento. Uma alteração do tamanho do tumor (downsizing) e/ou uma diminuição da classificação T ou N não significa necessariamente que também tenha ocorrido uma regressão patológica.

Como foi referido anteriormente, na secção "Terapêutica adjuvante (pós-operatória)", a resposta do tumor estratifica os doentes de acordo com o tipo de benefício a esperar da quimioterapia adjuvante. Parece não haver benefício real para os dois extremos da resposta patológica: doentes com pCR completa e doentes com resposta fraca ou mínima (42, 43). Além disso, existe uma forte associação entre a pCR e a melhoria da sobrevivência. Os respondedores "completos" e "quase completos" melhoraram a sobrevivência livre de doença. Parece que uma boa resposta do tumor ao tratamento neoadjuvante indica um perfil biológico do tumor favorável em termos de prognóstico, com menor propensão para recidiva local ou à distância e melhor sobrevivência a longo prazo (84, 85).

Capítulo 3

A INFLUÊNCIA DO COMPRIMENTO DA MARGEM DE RESSECÇÃO DISTAL NA RECORRÊNCIA LOCAL E NA SOBREVIVÊNCIA A LONGO PRAZO EM DOENTES COM CANCRO DO RECTO APÓS QUIMIORRADIOTERAPIA E RESSECÇÃO RECTAL PRESERVADORA DO ESFÍNCTER

Jan Grosek, Mirko Omejc

O objetivo do nosso estudo foi avaliar a influência do comprimento da margem de ressecção distal na recorrência local e na sobrevivência a longo prazo em doentes com cancro do reto após quimiorradioterapia e ressecção rectal preservadora do esfíncter. A nossa hipótese foi a de que **não existe uma diferença estatisticamente significativa** entre margens de ressecção distal **negativas** de diferentes comprimentos na sua influência na recorrência local e na sobrevivência a longo prazo em doentes com cancro do reto baixo e médio localmente avançado e não metastático, tratados pré-operatoriamente com quimiorradioterapia e posteriormente tratados com ressecção rectal preservadora do esfíncter.

DOENTES E MÉTODOS

Doentes

Entre janeiro de 2006 e dezembro de 2010, 109 doentes submetidos a quimiorradioterapia pré-operatória e ressecção rectal preservadora do esfíncter em dois centros eslovenos de referência terciária (University Medical Centre Ljubljana e Institute of Oncology Ljubljana) foram incluídos no nosso estudo. Incluímos doentes com adenocarcinoma do reto confirmado histologicamente, confinado ao terço inferior e médio do reto sem doença à distância (M0), que apresentavam uma doença em estádio II ou III, confirmada por ressonância magnética (RM) da pélvis. Os doentes incluídos no estudo não deviam ter recebido previamente radioterapia, quimioterapia ou qualquer terapia dirigida para o cancro do reto. Excluímos os doentes que tinham outras doenças malignas coexistentes ou uma doença maligna nos últimos 5 anos antes da inscrição, com exceção do cancro da pele não melanoma ou do carcinoma in situ do colo do útero, bem como os doentes com operação não radical (R1 - resíduos microscópicos em qualquer das margens de ressecção ou R2 - resíduos tumorais macroscópicos grosseiros).

Os exames pré-tratamento consistiram numa história completa, exame físico, hemograma completo e bioquímica sérica, antigénio carcinoembrionário (CEA), radiografia do tórax e ecografia ou tomografia computorizada (TC) de todo o abdómen. Foi efectuada uma ressonância magnética para o estadiamento do tumor primário e dos nódulos. Após a alta, foram agendadas visitas de acompanhamento de 3 em 3 meses nos primeiros 2 anos, de 6 em 6 meses durante o 2º ao 5º ano e, posteriormente, anualmente. Foi efectuado um exame físico, determinação do CEA, colonoscopia, radiografia do tórax e ecografia e/ou TAC de todo o abdómen. As recidivas foram confirmadas patologicamente e/ou por imagiologia sequencial com tomografia por emissão de positrões ou ressonância magnética (27, 86)

Os dados dos doentes e as caraterísticas histológicas dos tumores foram recolhidos prospectivamente. O estudo em si foi retrospetivo e foi aprovado pela Comissão Nacional de Ética.

Cirurgia

A cirurgia foi efectuada 6 a 8 semanas após a conclusão da CRT pré-operatória. Todas as operações foram realizadas por cirurgiões colorrectais qualificados e experientes que realizaram a excisão mesorrectal total com preservação do nervo autonómico como procedimento padrão. A opção por uma ileostomia ou colostomia temporária foi deixada ao critério do cirurgião. As anastomoses foram efectuadas com dispositivos de agrafagem circular.

Quimiorradioterapia

Os pacientes receberam radiação pré-operatória à base de derivados de fluoropirimidinas (5-fluorouracil infusional ou capecitabina oral). Receberam uma dose total de irradiação (DT) de 45 Gy para a pélvis mais 5,4 Gy como reforço para o tumor primário em fracções diárias de 1,8 Gy durante

5,5 semanas. A radioterapia (RT) foi administrada com feixes de fotões de 15 MV e técnica de caixa de quatro campos, uma vez por dia, 5 dias por semana. Para tumores T4 ou irressecáveis, foi administrada uma TD de 45 Gy na pélvis mais 9 Gy como reforço para o tumor primário. Todos os campos foram tratados diariamente. Os doentes foram irradiados maioritariamente em posição prona com a bexiga cheia e utilizando uma prancha de abdómen para minimizar a exposição do intestino delgado. A quimioterapia foi administrada concomitantemente com a RT, iniciada no primeiro dia de RT e terminada no último dia de RT. A quimioterapia foi contínua durante todo o período de RT e consistiu em capecitabina oral ou 5-fluorouracilo infusional. Todos os doentes receberam quimioterapia adjuvante com capecitabina 1250 mg/ m^2 por via oral, duas vezes por dia, nos dias 1 a 14, de 3 em 3 semanas; foram recomendados 4 ciclos, com início 6 a 8 semanas após a cirurgia.

Patologia

As margens intestinais distais foram medidas em amostras fixadas em formalina e fixadas com alfinetes. O comprimento da margem de ressecção distal foi definido como a distância mais próxima entre o bordo distal do tumor grosseiro (ou tecido cicatricial em doentes com resposta clinicamente completa após quimiorradiação) e o bordo da ressecção distal. Os bordos de corte dos donuts não foram incluídos nestas medições, mas foram também avaliados microscopicamente.

Análise estatística

As diferenças nas variáveis categóricas entre os grupos de estudo foram analisadas utilizando o teste do Qui-quadrado ou o teste do rácio de verosimilhança, conforme apropriado. As diferenças nas variáveis numéricas entre os grupos foram investigadas utilizando o teste de Kruskal-Wallis. O modelo de riscos proporcionais de Cox foi utilizado para testar a associação entre cada um dos factores de risco e a recorrência local ou a sobrevivência global. Para a sobrevivência global, foram utilizados modelos de regressão de Cox univariados e múltiplos, mas devido ao baixo número de eventos, a análise múltipla foi restringida à inclusão de dois possíveis factores de confusão. O pressuposto de risco proporcional foi testado graficamente através de um gráfico log - log. Os intervalos de tempo foram calculados a partir da data da cirurgia. Os valores de $p < 0,05$ foram considerados estatisticamente significativos. A análise estatística foi efectuada utilizando o programa de software SPSS (Versão 23.0).

RESULTADOS

O estudo incluiu 109 doentes com cancro do reto submetidos a quimiorradioterapia pré-operatória e ressecção rectal preservadora do esfíncter em dois centros eslovenos de referência terciária (University Medical Centre Ljubljana e Institute of Oncology Ljubljana) entre janeiro de 2006 e dezembro de 2010. Havia 75 pacientes do sexo masculino e 34 do sexo feminino com uma idade média de 63 anos (variação, 34 - 83). A duração média de hospitalização foi de 9 dias (variação, 3 - 52). No total, registámos 8 complicações major que necessitaram de reintervenção cirúrgica. Não se registou mortalidade pós-operatória aos 30 dias. As caraterísticas dos pacientes com margem de ressecção distal (MRD) < 8 mm (Grupo I, n = 27), 8 - 20 mm (Grupo II, n = 31) e > 20 mm (Grupo III, n = 51) são mostradas na Tabela 4. Os grupos eram comparáveis em todas as caraterísticas, exceto no que diz respeito ao estádio da doença. O Grupo III consistiu numa percentagem mais elevada (29,4 %) de doentes com estádio N 2, em comparação com o Grupo II (12,9 %) e o Grupo I (14,8 %) (p = 0,020). Após a cirurgia, uma maior percentagem de doentes do Grupo III tinha um estádio mais avançado dos tumores (yT, p = 0,039; yN, p = 0,004) e uma menor percentagem tinha níveis de regressão de 3 e 4 (p = 0,003).

Tabela 4: Caraterísticas clinicopatológicas dos doentes de acordo com o comprimento da margem de ressecção distal (MRD).

	Group I (n = 27)	Group II (n = 31)	Group III (n = 51)	All (n = 109)	p
Male gender	21 (77.8)	21 (67.7)	33 (64.7)	75 (68.8)	0.490
Age (years)	60 (44 – 83)	64 (37 – 76)	66 (34 – 82)	63 (34 – 83)	0.453

Length of hospitalisation (days)	10 (7 – 52)	9 (5 – 31)	9 (3 – 36)	9 (3 – 52)	0.189
Median distance from anal verge to tumor (cm)	5	6	8	8	0.002
DRM (mm)[a]	5 (1 – 8)	15 (9 – 20)	40 (25 – 80)	20 (1 – 80)	< 0.001
CRM (mm)[b]	10 (1 – 25)	10 (4 – 30)	10 (2 – 40)	10 (1 – 40)	0.284
Ileostomy / Transversostomy	22 (81.5)	21 (67.7)	35 (68.6)	78 (71.6)	0.509
Surgical complications	2 (7.4)	5 (16.1)	1 (2)	8 (7.3)	0.058
T					0.103
1	0 (0)	0 (0)	1 (2)	1 (0.9)	
2	1 (3.7)	4 (12.9)	1 (2)	6 (5.5)	
3	26 (96.3)	26 (83.9)	42 (82.4)	94 (86.2)	
4	0 (0)	1 (3.2)	5 (9.8)	6 (5.5)	
Missing data	0 (0)	0 (0)	2 (3.9)	2 (1.8)	
N					0.047
0	14 (51.9)	12 (38.7)	9 (17.6)	35 (32.1)	
1	8 (29.6)	15 (48.4)	24 (47.1)	47 (43.1)	
2	4 (14.8)	4 (12.9)	15 (29.4)	22 (20.2)	
Missing data	1 (3.7)	0 (0)	3 (5.9)	4 (3.7)	
yT[c]					0.039

0	3 (11.1)	4 (12.9)	3 (5.9)	10 (9.2)	
1	5 (18.5)	7 (22.6)	2 (3.9)	14 (12.8)	
2	7 (25.9)	10 (32.3)	13 (25.5)	30 (27.5)	
3	12 (44.4)	9 (29)	33 (64.7)	54 (49.5)	
4	0 (0)	1 (3.2)	0 (0)	1 (0.9)	
yN[c]					0.004
0	22 (81.5)	27 (87.1)	26 (51)	75 (68.8)	
1	3 (11.1)	3 (9.7)	17 (33.3)	23 (21.1)	
2	2 (7.4)	1 (3.2)	8 (15.7)	11 (10.1)	
Regression level					0.003
1	0 (0)	4 (20)	14 (35.9)	18 (23.7)	
2	8 (47.1)	5 (25)	18 (46.2)	31 (40.8)	
3	6 (35.3)	6 (30)	4 (10.3)	16 (21.1)	
4	3 (17.6)	5 (25)	3 (7.7)	11 (14.5)	
Vascular invasion	1 (8.3)	4 (21.1)	4 (10.3)	9 (12.9)	0.477
Perineural invasion	0 (0)	1 (5.6)	4 (10)	5 (7.2)	0.342
Positive lymph nodes	5 (18.5)	4 (12.9)	25 (49)	34 (31.2)	0.001

[a]MRD = margem de ressecção distal; Grupo I, MRD < 8 mm; Grupo II, MRD 8 - 20 mm; Grupo III, MRD > 20 mm

[b]MRC = margem de ressecção circunferencial

[c] yT, yN = estádio avaliado por exame patológico da peça cirúrgica (após CRT e ressecção)

Os valores são apresentados como mediana (intervalo) para as variáveis ordinais e numéricas e como frequência (percentagem) para a variável nominal

Tabela 5: Factores de risco para o tempo até à recorrência local ou morte utilizando a análise de regressão de Cox univariada.

	Local recurrence-free survival			**Overall survival**		
Variable (reference group)	Hazard Ratio	95 % CI	P-value	Hazard Ratio	95 % CI	**P-value**
Female gender (male)	2.3	0.3 – 16.2	0.411	1.7	0.6 – 4.7	**0.279**
Age (years)	1.1	0.9 – 1.2	0.395	1	1 – 1.1	**0.125**
Length of hospitalisation (days)	1.0	0.8 – 1.2	0.762	1	1 – 1.1	**0.812**
DRM (mm) [a]	1	1 – 1.1	0.218	1	1 – 1	**0.838**
DRM Group III (Group I + Group II) [a]	3.5	0.4 – 33.8	0.276	1.4	0 – 3.3	**0.402**
DRM [a]						**0.667**
DRM Group II (Group I) [a]	-		-	1.3	0.4 – 4.5	**0.714**
DRM Group III (Group I)	-		-	1.6	0.5 – 5.1	**0.392**
CRM (mm) [b]	1	0.9 – 1.2	0.520	1	0.9 – 1	**0.362**
N 2 - 3 (0 - 1)	3.6	0.5 – 25.6	0.199	1.7	0.6 – 4.4	**0.293**
yT 0 - 1 (2 - 4) [c]	3.1	0.3 – 29.4	0.333	1.2	0.4 – 3.7	**0.699**
yT [c]	-		-			**0.017**
1 (0)	-		-	0.2	0 – 1.8	**0.15**
2 (0)	-		-	0.4	0.1 – 1.7	**0.215**

3 (0)	-		-	0.7	0.2 – 2.3	**0.517**
4 (0)	-		-	19.5	1.6 – 234.6	**0.019**
yN 0 (1-2) [c]	7	0.7 – 67.2	0.092	2.4	1.1 – 5.6	**0.040**
yN [c]	-		-			**0.020**
1 (0)	-		-	1.6	0.6 – 4.6	**0.382**
2 (0)	-		-	4.1	1.5 – 11.2	**0.005**
Vascular invasion	2.4	0.3 – 23.4	0.441	0.9	0.2 – 4	**0.892**
Perineural invasion	6.5	0.7 – 62.8	0.105	0.9	0.1 – 6.9	**0.920**

DRM = margem de ressecção distal; Grupo I, DRM < 8 mm; Grupo II, DRM 8 - 20 mm; Grupo III, DRM > 20 mm

[b]MRC = margem de ressecção circunferencial

[c] yT, yN = estádio avaliado por exame patológico da peça cirúrgica (após CRT e ressecção)

Os valores são apresentados como mediana (intervalo) para variáveis ordinais e numéricas e como frequência (percentagem) para variáveis nominais

Tabela 6: Factores de risco para o tempo até à morte utilizando a análise de regressão múltipla de Cox.

	Overall survival		
Variable (reference group)	Hazard Ratio	95 % CI	**P-value**
yT [a]			**0.014**
1 (0)	0.2	0 – 2.3	**0.212**
2 (0)	0.3	0.1 – 1.5	**0.158**
3 (0)	0.5	0.1 – 1.9	**0.309**

4 (0)	23.1	1.8 – 302.3	**0.017**
yN[a]			**0.034**
1 (0)	1.5	0.4 – 5.4	**0.489**
2 (0)	4.2	1.4 – 12.6	**0.011**
DRM [b]			**0.871**
DRM Group II (Group I)	1.3	0.3 – 5.1	**0.690**
DRM Group III (Group I)	1.4	0.4 – 4.4	**0.609**

[a]yT, yN = estádio avaliado por exame patológico da peça cirúrgica (após CRT e ressecção)

[b] DRM = margem de ressecção distal; Grupo I, DRM < 8 mm; Grupo II, DRM 8 - 20 mm; Grupo III, DRM > 20 mm

Os valores são apresentados como mediana (intervalo) para variáveis ordinais e numéricas e como frequência (percentagem) para variáveis nominais

A mediana (intervalo) do tempo de seguimento no Grupo I foi de 89 (51 - 111), no Grupo II 83 (57 - 111) e no Grupo III 80 (45 - 116) meses (p = 0,326), respetivamente. Ocorreram 4 (14,8 %) mortes devido a cancro do reto no Grupo I, 6 (19,4 %) no Grupo II e 12 (23,5 %) no Grupo III. Não se registaram recorrências locais no Grupo I, 1 no Grupo II e 3 no Grupo III. A análise de sobrevivência univariada mostrou que o comprimento do DRM não estava associado de forma estatisticamente significativa à sobrevivência global ou à taxa de recorrência local (p > 0,05; Tabela 5, Figura 7).

A B

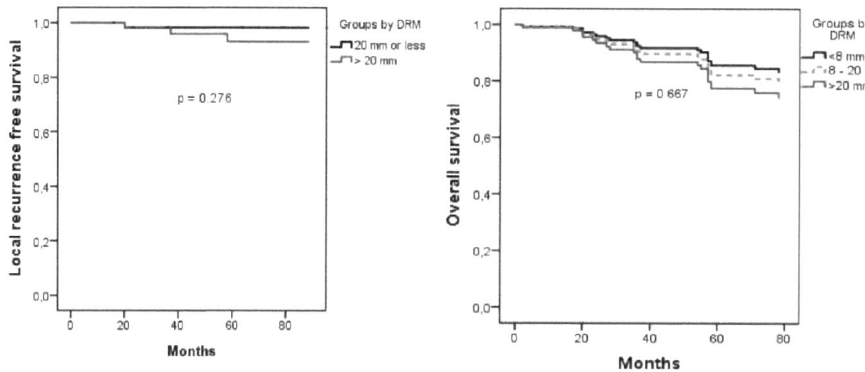

Figura 7: Análise univariada da taxa de sobrevivência: A sobrevivência livre de recidiva local, B taxa de sobrevivência global (DRM = margem de ressecção distal).

A sobrevivência global foi associada de forma estatisticamente significativa ao estádio do tumor após a cirurgia (yT, p = 0,017; yN, p = 0,02). Os doentes com estádio patológico T 4 (yT4) após a cirurgia tinham um risco de morte 19,5 (IC 95%, 1,6 - 234,6) vezes superior ao dos doentes com estádio patológico T 1 (yT1). Os doentes com estádio N patológico 2 após a cirurgia (yN2) tinham um risco de morte 4,1 (IC 95%, 1,5 - 5,6) vezes superior ao dos doentes com estádio N 0 (yN0). Nenhum dos outros factores de risco foi associado de forma estatisticamente significativa à sobrevivência global. Não foi encontrada qualquer associação entre os factores de risco examinados e a sobrevivência livre de recorrência (Tabela 5, Figura 7).

Após o ajuste para o estádio patológico T e N após a cirurgia (yT, yN), o comprimento do DRM ainda não estava estatisticamente associado à sobrevivência global. Os factores considerados estatisticamente significativos no modelo univariado também foram associados de forma estatisticamente significativa à sobrevivência global no modelo de regressão de sobrevivência múltipla (Tabela 6; Figura 8).

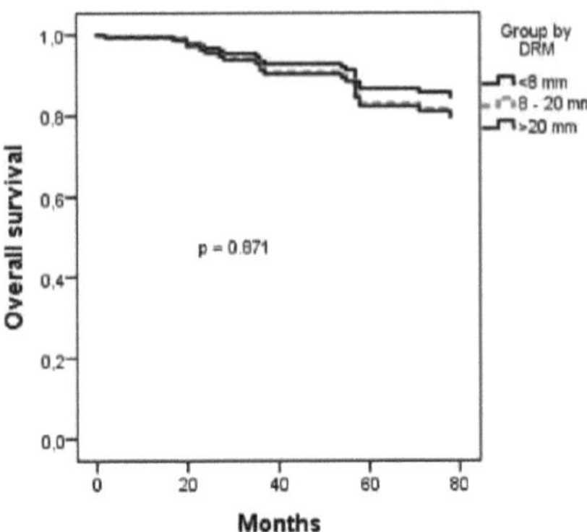

Figura 8: Análise múltipla da taxa de sobrevivência global nos três grupos de doentes (DRM = margem de ressecção distal).

DISCUSSÃO

O tratamento do cancro do reto localmente avançado (T3, T4 e/ou N+) é multimodal e baseia-se na quimiorradioterapia (CRT) pré-operatória seguida de cirurgia. Esta última pode ser efectuada como ressecção do reto baixo preservadora do esfíncter ou como excisão abdominoperineal (APE). A CRT pré-operatória resulta na redução do tamanho e do estadiamento do cancro do reto, o que muitas vezes facilita ou até torna possível a ressecção radical, ou seja, a ressecção R0, melhorando assim o controlo local. Além disso, a regressão do tumor pode ser substancial, em 15% - 27% dos casos até completa (resposta patológica completa) e, nestes casos, podem ser efectuadas ressecções preservadoras do esfíncter, mesmo nos casos em que a APE seria indicada (83, 87). No entanto, muitas vezes, independentemente da regressão do tumor e com ou sem ressecção interesfincteriana, tem de ser aceite uma RDM estreita, a fim de preservar o esfíncter anal (63).

O nosso estudo mostra que, em doentes com cancro do reto após CRT e ressecção rectal preservadora do esfíncter, o comprimento da DRM não tem influência estatisticamente significativa na recorrência local e na sobrevivência a longo prazo, desde que todas as margens de ressecção (proximal, distal e circunferencial) não tenham resíduos microscópicos de células cancerígenas.

Os doentes do nosso estudo foram divididos em três grupos com base no comprimento das margens de ressecção distal (DRM < 8, 8 - 20 e > 20 mm, respetivamente). Os valores de corte para os subgrupos foram definidos teoricamente, com base em relatórios previamente publicados (88 - 93). Observámos 4 (14,8 %) mortes por cancro do reto no Grupo I, 6 (19,4 %) no Grupo II e 12 (23,5 %) no Grupo III. Não houve recidivas locais no Grupo I, uma no Grupo II e três no Grupo III. A análise de sobrevivência univariada mostrou que o comprimento do DRM não estava associado de forma estatisticamente significativa à sobrevivência global ou à taxa de recorrência local ($p > 0,05$; Tabela 5, Figura 7). Após o ajuste para os estádios patológicos T e N após a cirurgia (yT, yN), o comprimento do DRM continuou a não estar associado de forma estatisticamente significativa à sobrevivência global (Tabela 6; Figura 8). No entanto, a análise de regressão múltipla de Cox não pôde ser efectuada para o segundo parâmetro do estudo (ou seja, sobrevivência livre de recidiva local), porque havia muito poucas recidivas locais.

Os nossos resultados são apoiados por vários relatórios recentes na literatura. Hong et al. incluíram 218 doentes com cancro do reto no seu estudo. Os pacientes foram classificados em três grupos de acordo com o comprimento do DRM (< 1 cm, 1 cm - 2 cm, > 2 cm). Não houve diferenças estatisticamente significativas na sobrevivência ou na taxa de recorrência local entre os grupos. Uma limitação deste estudo foi o facto de o exame histopatológico não ter sido realizado adequadamente nas margens de ressecção circunferencial em mais de metade dos doentes incluídos. Nem todos os doentes receberam quimiorradioterapia pré-operatória e alguns receberam quimiorradioterapia pós-operatória (94) Isto contrasta com o nosso estudo, que foi muito homogéneo, uma vez que todos os doentes incluídos receberam uniformemente o mesmo regime de CRT à base de 5-FU. Todas as amostras foram analisadas histopatologicamente em relação a todas as margens de ressecção, incluindo a margem de ressecção circunferencial; se alguma das margens fosse positiva, os doentes eram excluídos do estudo (ressecção R1). Uma das revisões sistemáticas mais exaustivas da literatura foi publicada por Bujko e al (88). Nesta revisão, os autores identificaram 17 estudos que apresentavam resultados em relação a margens < 1 cm versus > 1 cm, cinco estudos em relação a uma margem $\leq$ 5 mm versus $\geq$ 5 mm e cinco estudos que apresentavam resultados numa margem $\leq$ 2 mm. A sua meta-análise mostrou que, num grupo selecionado de doentes, a DRM < 1 cm não compromete a segurança oncológica e, além disso, que mesmo margens mais curtas do que 5 mm podem ser aceitáveis. No entanto, Bujko et al. salientaram que a seleção dos doentes e dos tumores é muito importante para esta abordagem. No entanto, não foram capazes de fornecer regras precisas nem critérios específicos para essa seleção. Para além desta revisão sistemática, existem vários outros relatórios semelhantes na literatura, quer se trate de meta-análises ou de relatórios que apresentam resultados de instituições individuais (89 - 93). Estes relatórios são mais ou menos heterogéneos, sendo os doentes tratados apenas com cirurgia ou em combinação com quimiorradioterapia pré ou pós-operatória, e nestes estudos há números muito diferentes de doentes inscritos com diferentes medianas de tempo de seguimento. Nestes estudos, o DRM é analisado como uma variável contínua ou como uma variável que define pontos de corte de diferentes comprimentos de DRM. No entanto, pondo de lado a heterogeneidade e os vieses destes relatórios , estes não mostram, em geral, diferenças estatisticamente significativas entre diferentes comprimentos do DRM na taxa de recorrência local ou na sobrevivência a longo prazo.

Em contrapartida, Vemava et al. referiram que o DRM ≤ 8 mm piora estatisticamente de forma significativa tanto o controlo local como a sobrevivência a longo prazo (95). A interpretação deste estudo foi, no entanto, complicada pelo facto de os doentes entre 1977 e 1985 terem sido tratados antes da adoção da TME (96). Acreditamos que a adesão estrita aos princípios da TME é fundamental e é por isso que acreditamos que o nosso grupo de doentes com DRM < 8 mm não teve uma taxa de recorrência local ou sobrevivência global estatisticamente pior. Nenhum dos 27 pacientes do grupo I apresentou doença recorrente até o momento (acompanhamento médio de 89 meses), embora também houvesse DRMs minimamente negativos nesse grupo de pacientes (comprimento mediano do DRM de 5 mm; 1 - 8 mm). Além disso, a análise univariada da taxa de sobrevivência global e da sobrevivência livre de recidiva local, bem como a análise multivariada da taxa de sobrevivência global nos três grupos de doentes, ajustada para os estadios yT e yN, mostraram uma tendência ligeira, mas ainda assim estatisticamente não significativa, de que os doentes do grupo I (DRM < 8 mm) (Figura 7) podem ter tido taxas de recidiva ainda mais baixas e uma melhor sobrevivência a longo prazo. A explicação possível para este facto é que o cirurgião, devido à sua experiência em cancro do reto, realizou a APE em vez da cirurgia preservadora do esfíncter em casos selecionados com tumores volumosos, fixos ou mais desfavoráveis, porque acreditava que esta era a única forma de obter uma ressecção com margem negativa. Esta hipótese é apoiada pelos nossos resultados (Tabela 4), que mostram que os três grupos de comprimentos de DRM (DRM < 8 mm; Grupo II, DRM 8 - 20 mm; Grupo III, DRM > 20 mm) são comparáveis em todas as caraterísticas, exceto no estádio da doença. O grupo de doentes com DRM > 20 mm tinha uma maior percentagem de doentes com tumores mais avançados (yT, p = 0, 039; yN, p = 0, 003) e uma menor percentagem de doentes com níveis de regressão 3 e 4 (p = 0,003). Este facto pode representar um viés no nosso estudo, mas que não pode ser evitado quando está em causa o melhor interesse dos doentes.

Outra possível limitação do nosso estudo é o facto de os comprimentos dos DRMs terem sido medidos em espécimes fixados com alfinetes, enquanto a regra de 1 cm se refere a margens medidas por cirurgiões em condições ex vivo frescas e anatomicamente restauradas (97). Não existe consenso sobre se as margens devem ser medidas em espécimes frescos ou fixados em formalina. As medições prospectivas de DRMs com 5 métodos diferentes mostraram que as margens eram significativamente mais pequenas em espécimes não fixados do que em espécimes fixados. Embora não tenham sido observadas diferenças significativas em espécimes fixados com alfinetes antes ou depois da fixação, houve uma contração significativa após a fixação em espécimes não fixados com alfinetes (98). Para evitar este problema e por uma questão de consistência, medimos todos os comprimentos DRM em espécimes fixados e depois fixados.

Finalmente, embora seja um facto bem estabelecido que a ressecção rectal preservadora do esfíncter melhora a qualidade de vida, essa melhoria dos resultados funcionais deve ser objetivamente medida, de preferência através de instrumentos fiáveis, validados e sensíveis (ou seja, questionários) (99, 100). Esta avaliação da qualidade de vida não foi feita de forma sistemática nos nossos doentes, pelo que este importante parâmetro da cirurgia rectal não pôde ser devidamente investigado no nosso estudo.

CONCLUSÃO

Em resumo, o nosso estudo mostra que, em doentes com cancro do reto após quimiorradioterapia e ressecção do reto com preservação do esfíncter, o comprimento da margem de ressecção distal não tem influência estatisticamente significativa na recorrência local e na sobrevivência a longo prazo, desde que todas as margens de ressecção (proximal, distal e circunferencial) não tenham resíduos microscópicos de células cancerígenas. Com base nos nossos resultados, considerados no contexto dos relatórios actuais da literatura, acreditamos que é razoável aceitar comprimentos curtos (1 cm ou até menos) da margem de ressecção distal para realizar ressecções do reto preservadoras do esfíncter após quimiorradioterapia, desde que os princípios da técnica cirúrgica de excisão mesorrectal total sejam rigorosamente seguidos.

LITERATURA

1. van Gijn W, Marinjnen CA, Nagtegaal ID, et al. Radioterapia pré-operatória combinada com excisão mesorrectal total para cancro do reto ressecável: acompanhamento de 12 anos do ensaio TME multicêntrico, controlado e aleatório. Lancet Oncol 2011; 12: 575 - 82.
2. Cancro na Eslovénia 2012. Ljubljana: Instituto de Oncologia de Ljubljana, Epidemiologia e Registo Oncológico da República da Eslovénia, 2015.
3. Arredondo A, Baixauli J, Beorlegui C, et al. Factores de prognóstico para a recorrência em doentes com cancro do reto localmente avançado pré-operatoriamente tratados com quimiorradioterapia e quimioterapia adjuvante. Dis Colon Rectum 2013; 56: 416 - 21.
4. Trakarnsanga A, Ithimakin S, Weiser MR. Treatment of locally advanced rectal cancer: Controvérsias e questões. Word J Gastroenterol 2012; 18 (39): 5521 - 32.
5. Zorcolo L, Rosman S, Restivo A, et al. Resposta patológica completa após tratamento de modalidade combinada para cancro do reto e sobrevivência a longo prazo: uma meta-análise. Ann Surg Oncol 2012; 19: 2822 - 32.
6. Heald RJ, Husband EM, Ryall RD. The mesorectum in rectal cancer surgery: The clue to pelvic recurrence? Br J Surg 1982; 69: 613 - 16.
7. Williams NS, Dixon MF, Johnston D. Reavaliação da regra dos 5 centímetros da excisão distal para o carcinoma do reto: um estudo da disseminação intramural distal e da sobrevivência dos doentes. Br J Surg 1983; 70: 150 - 4.
8. Moore HG, Riedel E, Minsk BD, et al. Adequação da margem distal de 1 cm após a ressecção restauradora do cancro do reto com excisão mesorrectal acentuada e terapia pré-operatória de modalidade combinada. Ann Surg Oncol 2003; 10 (1): 80 - 5.
9. Velenik V, Oblak I, Anderluh F. Long term results from a randomized phase II trial of neoadjuvant combined- modality therapy for locally advanced rectal cancer. Radiat Oncol 2010; 5: 88 - 95.
10. Velenik V, Ocvirk J, Music M, et al. Neadjuvant capecitabine, radiotherapy and bevacizumab (CRAB) in locally advanced rectal cancer: results of an open- label phase II study. Radiat Oncol 2011; 5: 88 - 95.
11. Lim KY, Law WL, Liu R, et al. Impacto do tratamento neoadjuvante na excisão mesorrectal total para cancros do reto ultra-baixo. World J Surg 2010; :23 - 9.
12. Velenik V. Locally recurrent rectal disease: treatment options. Radiol Oncol 2009; 43

(3): 144 - 51.

13. Williams NS, Dixon MF, Johnston D. Reappraisal of the 5 cm rule of distal excision for carcinoma of the rectum: a study of distal intramural spread and of patients' survival. Br J Surg 1983; 70: 150 - 4.
14. Nakagoe T, Yamaguchi E, Tanaka K, et al. Distal intramural spread is an independent prognostic fator for distant metastasis and poor outcome in patients with rectal cancer: Uma análise multivariada. Ann Surg Oncol 2003; 10 (2): 163 - 70.
15. Mezhir JJ, Smith KD, Fichera A, et al. Presença de disseminação intramural distal após terapia pré-operatória de modalidade combinada para adenocarcinoma do reto: Qual é agora a margem de ressecção distal adequada? Cirurgia 2005; 138: 658 - 64.
16. Park IJ, Kim JC. Adequate lenghth of the distal resection margin in rectal cancer: From the oncological point of view. J Gastrointest Surg 2010; 14: 1331 - 7.
17. Wibe B, Rendedal PR, Svensson E, et al. Prognostic signifance of the circumferential resection margin following total mesorectal excision for rectal cancer. Br J Surg 2002; 89: 327 - 34.
18. Trakarnsanga A, Gonen M, Shia J, et al. Qual é o significado da margem circunferencial no cancro do reto localmente avançado após quimiorradioterapia neoadjuvante? Ann Surg Oncol 2013; 20: 1179 - 84.
19. Nash GM, Weiss A, Dasgupta R, et al. Close distal margin and rectal cancer recurrence after sphicter- preserving rectal resection. Diseases of the colon & rectum 2010; 53: 1365 - 73.
20. Edge SBB, Compton CC, Fritz AG, Green FL, et al ed. AJCC Cancer staging manual (ed. 7ª edição). New York: Springer; 2010.
21. Balch GC, Meo AD, Guillem JG. Modern management of rectal cancer: A 2006 update. World J Gastroenterol 2006; 12 (20): 3186 - 95.
22. Wichmann MW, Meyer G, Adam M, et al. Detrimental immunologic effects of preoperative chemoradiotherapy in advanced rectal cancer. Dis Colon Rectum 2003; 46 (7): 875 - 87.
23. Kosinski L, Habr-Gama A, Ludwig K, et al. Shifting concepts in rectal cancer management. Uma revisão das estratégias contemporâneas de tratamento do cancro do reto primário. Ca Cancer J Clin 2012; 62 (3): 173 - 202.
24. Langevin JM, Nivatvongs S. The true incidence of synchronous cancer of the large bowel. Um estudo prospetivo. Am J Surg 1984; 147: 330 - 3.
25. Latournerie M, Jooste V, Cottet V, et al. Epidemiologia e prognóstico dos cancros colorrectais síncronos. Br J Surg 2008; 95: 1528 - 33.

26. Schoellhamer HF, Gregorian AC, Sarkisyan GG, et al. Qual a importância da proctosigmoidoscopia rígida na localização do cancro do reto? Am J Surg 2008; 196: 904 - 8.

27. Velenik V, Rebersek M, Edhemovic I, et al. ed Smemice za obravnavo bolnikov z rakom debelega crevesa in danke. Ljubljana: Onkoloski institut; 2010.

28. Grupo de Estudo MERCURY. Diagnostic accuracy of preoperative magnetic resonance imaging in predicting curative resection of rectal : estudo observacional prospetivo. BMJ 2006: 333 - 779.

29. Beets- Tan RG, Lambregts DM, Maas M et al. Ressonância magnética para o manejo clínico de pacientes com câncer retal: recomendações da reunião de consenso da Sociedade Europeia de Radiologia Gastrointestinal e Abdominal (ESGAR) de 2012. Eur Radiol 2013; 23 (9): 2522 - 31.

30. Tudyka V, Blomqvist L, Beets- Tan RG et al. Destaques da conferência de consenso da EURECCA sobre a gestão multidisciplinar do cancro do cólon e do reto: a revisão dos peritos em radiologia. Eur J Surg Incol 2014; 40 (4): 469 - 75.

31. Sauer R, Becker H, Hohenberger W, et al. Preoperative versus postperative chemoradiotherapy for rectal cancer. N Engl J Med 2004; 351: 1731 - 40.

32. Kye HB, Cho HM. Visão geral da terapia de radiação no tratamento do cancro. Ann Coloproctol 2014; 30 (4): 165 - 74.

33. Bujko K, Nowacki MP, Nasierowska-Guttmejer A, et al. Long- term results of a randomized trial comparing preoperative short- course radiotherapy with preoperative conventionally fractionated chemoradiation for rectal cancer. Br J Surg 2006; 93: 1215 - 13.

34. Nygan SY, Burmeister B, Fischer RJ, et al. Randomized trial of short- course radiotherapy versus long- course chemoradiation comparing rates of local recurrence in patients with T3 rectal cancer: Trans-Tasman Radiation Oncology Group trial 01.04. J Clin Oncol 2012; 30: 3827 - 33.

35. Bosset JF, Calais G, Mineur L, et al. Enhanced tumorocidal effect of chemotherapy with preoperative radiotherapy for rectal cancer: preliminary results- EORTC 22921. J Clin Oncol 2005; 23: 5620 - 27.

36. Bosset JF, Collette L, Calais G, et al. Quimioterapia com radioterapia pré-operatória no cancro do reto. N Engl J Med 2006; 355: 1114 - 23.

37. Tepper JE, O'Connell M, Niedzwiecki D, et al. Adjuvant therapy in rectal cancer: analysis

de estádio, sexo e controlo local: relatório final do intergrupo 0114. J Clin Oncol 2002; 20: 1744_50.

38. Hofheinz RD, Wenz F, Post S, et al. Quimiorradioterapia com capecitabina versus fluorouracil para cancro do reto localmente avançado: um ensaio aleatório, multicêntrico, de não inferioridade, fase 3. Lancet Oncol 2012; 13: 579 - 88.
39. Andre T, Boni C, Navarro M, et al. Improved overall survival with oxaliplatin, fuorouracil and leucovorin as adjuvant treatment in stage II or III colon cancer in the MOSAIC trial. J Clin Oncol 2009; 27(19): 3109 - 16.
40. Collete L, Bosset JF, den Dulk M, et al. Patients with curative resection of cT3-4 rectal cancer after preoperative radiotherapy or radiochemotherapy: does anybody benefit from adjuvant fluorouracil-based chemotherapy? Um ensaio do Grupo de Oncologia de Radiação da Organização Europeia para a Investigação e Tratamento do Cancro. J Clin Oncol 2007; 25 (28): 4379 - 86.
41. Janjan NA, Crane C, Feig BW, et al. Improved overall survival among responders to preoperative chemoradiation for locally advanced rectal cancer. Am J Clin Oncol 2001; 24 (2): 107 - 12.
42. Pereira VSA, Reig O, et al. Necessitamos de terapêutica adjuvante no cancro do reto com resposta patológica completa (ypT0N0) após quimiorradiação de indução e excisão mesorrectal laparoscópica? J Clin Oncol 2012; suppl: abstr 3536.
43. Kiran RP, Kirat HT, Burgess AN. Is adjuvant chemotherapy really needed after curative surgery for rectal cancer patients who are node-negative after neoadjuvant chemoradiotherapy? Ann Surg Oncol 2012; 19: 1206 - 12.
44. Renehan AG. Techniques and outcomes of surgery for locally advanced and local recurrent rectal cancer (Técnicas e resultados da cirurgia para cancro do reto localmente avançado e localmente recorrente). Clinical Oncology 28; 2016: 103 - 15.
45. Hamilton SR, Bosman FT, Boffetta P, et al. Carcinoma do cólon e do reto. In: Bosman FT, Carnerio F, Hruban RH, Theise ND, eds. WHO Classification of Tumours of the Digestive System (Classificação da OMS para Tumores do Sistema Digestivo). Lyon: IARC; 2010.
46. Seitz U, Bohnacker S, Seewald S, et al. Is endoscopic polypectomy an adequate therapy for mailgnant colorectal adenomas? Apresentação de 114 doentes e revisão da literatura. Dis Colon Rectum 2004; 47: 1789 - 96.
47. Ueno H, Mochizuki H, Hashiguchi Y, et al. Risk factors for an adverse outcome in early invasive colorectal polyps. Gastroenterology 2004; 127: 385 - 94.
48. Garcia-Florez LJ, Otero-Diez JL. Excisão local por cirurgia endoscópica transanal. World

J Gastroenterol 2015; 21 (31): 9286 - 96.

49. Hakiman H, Pendola M, Fleshman JW. Substituir a excisão transanal por microcirurgia endoscópica transanal e/ou cirurgia minimamente invasiva transanal para o cancro do reto inicial. Clin Colon Rectal Surg 2015; 28: 38 - 42.
50. Heidary B, Phang TP, Raval MJ, et al. Microcirurgia endoscópica transanal: uma revisão. Can J Surg 2014; 57(2): 127 - 38.
51. Kim E, Hwang JM, Garcia-Aguilar J. Local excision for rectal carcinoma. Clinical Colorectal Cancer 2008; 7 (6): 376 - 85.
52. Althumairi AA, Gearhart SL. Local excision for early rectal cancer: transanal endoscopic surgery and beyond. J Gastrointest Oncol 2015; 6 (3): 296 - 306.
53. Mellgreen A, Sirivongs P, Rothenberger DA, et al. Is local excision adequate therapy for early rectal cancer? Dis Colon Rectum 2000; 43: 1064 - 71.
54. Garcia-Aguilar J, Melgree A, Sirivongs P, et al. Local excision of rectal cancer without adjuvant therapy: a word of caution. Ann Surg 2000; 231: 345 - 51.
55. Bentrem DJ, Okabe S, Wong WD, et al. Adenocarcinoma T1 do reto: excisão transanal ou cirurgia radical? Ann Surg 2005; 242: 472 - 7.
56. Nash GM, Weiser MR, Guillem JG, et al. Sobrevivência a longo prazo após excisão transanal de cancro do reto T1. Dis Colon Rectum 2009; 52: 577 - 82.
57. Baatrup G, Breum B, Qvist N, et al. Microcirurgia endoscópica transanal em 143 pacientes consecutivos com adenocarcinoma rectal: resultados de um estudo multicêntrico dinamarquês. Colorectal Dis 2009; 11: 270 - 5.
58. Lezoche G, Guerrieri M, Baldarelli M, et al. Microcirurgia endoscópica transanal para 135 pacientes com cancro do reto baixo não avançado pequeno (iT1 - iT2, iN0): resultados a curto e longo prazo. Surg Endosc 2011; 25: 1222 - 9.
59. Moore JS, Cataldo PA, Osler T et al. A microcirurgia endoscópica transanal é mais eficaz do que a excisão transanal tradicional para a ressecção de massas rectais. Dis Colon Rectum 2008; 51: 1026 - 30.
60. Kim CJ, Yeatman TJ, Coppola D, at al. Local excision of T2 and T3 rectal cancers after downstaging chemoradiation. Ann Surg 2001; 234: 352 - 8.
61. Shell SR, Zlotecki RA, Mendehall WM, et al. Transanal excision of locally advanced rectal cancers downstaged using neoadjuvant chemoradiotherapy. J AM Coll Surg 2002; 194: 584 _ 90.
62. Schmoll HJ, Cutsem E, Stein A, et al. ESMO guidelines for management of patients with colon and rectal cancer. Uma abordagem personalizada à tomada de decisões clínicas.

Annal of Oncology 2012; 23 (10): 2479 - 2517.

63. Ludwig K, Kosinski L. How low is low? Abordagens evolutivas às técnicas de ressecção que poupam o esfíncter. Semin Radiat Oncol 2011; 21 (3): 185 - 95.
64. Dumont F, Mariani A, Elias D, et al. Estratégia cirúrgica para cancros do reto baixo. Jornal de Cirurgia Visceral 2015; 152: 23 - 31.
65. Deijen CL, Velthuis S, Tsai A, et al. COLOR III: um ensaio clínico aleatório multicêntrico que compara a TME transanal com a TME laparoscópica para o cancro do reto médio e baixo. Surg Endosc 2015: 1 - 6.
66. Colon cancer laparoscopic or open resection study group, Buunen M, Veldkamp R, et al. Survival after laparoscopic surgery versus open surgery for colon cancer: long-term outcome of a randomised clinical trial. Lancet Oncol 2009; 10: 44 - 52.
67. Park IJ, Choi GS, Lim KH, et al. Multidimensional analysis of the learning curve for laparoscopic resection in rectal cancer. J Gastrointest Surg 2009; 13: 275 - 81.
68. Bonjer HJ, Deijen CL, Abis GA, et al, para o Grupo de Estudo COLOR II. N Engl J Med. 2015; 372: 1324 - 32.
69. Schmidt CE, Bestmann B, Kuchler T, et al. Prospective evaluation of quality of life of patients receiving either abdominoperineal resection or sphincter-preserving procedure for rectal cancer. Ann Surg Oncol 2005; 12: 117 - 23.
70. Guren MG, Erikse MT, Wiig JN, et al. Quality of life and functional outcome following anterior or abdominoperineal resection for rectal cancer. Eur J Surg Oncol 2005; 31: 735 - 42.
71. Lee WY, Takahashi T, Pappas T, et al. Surgical autonomic denervation results in altered colonic motility: an explanation for low anterior resection syndrome? Surgery 2008; 143: 778 - 83.
72. Huttner FJ, Tenckoff S, Jensen K, et al. Meta-análise de técnicas de reconstrução após ressecção anterior baixa para cancro do reto. Br J Surg 2015; 102 (7): 735 - 45.
73. Nesbakken A, Nygaard K, Lunde OC. Outcome and late functional results after anastomotic leakage following mesorectal excision for rectal cancer. Br J Surg 2001; 88: 400 - 404.
74. Merkel S, Wang WY, Schmidt O et al. Locoregional recurrence in patients with anastomotic leakage after anterior resection for rectal carcinoma. Colorectal Dis 2001; 3: 154 - 160.
75. Bell SW, Walker KG, Rickard MJFX et al. Anastomotic leakage after curative resection results in a higher prevalence of locall recurrence. Br J Surg 2003; 90: 1261 - 6.

76. Thalheimer A, Bueter M, Kortuem M et al. Morbidity of temporary loop ileostomy in patients with colorectal cancer. Dis Colon Rectum 2006; 49: 1011 - 17.
77. Eberl T, Jagoditsch M, Klingler A, et al. Risk factors for anastomotic leakage after resection for rectal cancer. Am J Surg 2008; 196: 592 - 8.
78. Peeters KCMJ, Tollenaar RAEM, Marijnen CAM et al. Risk factors for ananstomotic failure after total mesorectal excision of rectal cancer. Br J Surg 2005; 92: 211 - 6.
79. McArdle CS, Hole D. Impact of variability among surgeons on post- operative morbidity and mortality and ultimate survival. Br Med J 1991; 302: 1501 - 5.
80. Shiomi A, Ito M, Maeda K, et al. Effects of a diverting stoma on symptomatic anastomotic leakage after low anterior resection for rectal cancer: A propensity score matching analysis of 1014 consecutive patients. J Am Coll Surg 2015; 220 (2): 186 - 94.
81. Snijders HS, Broek CBM, Wouters MWJM, et al. Uma utilização crescente de estomas desactivados após a ressecção anterior baixa do cancro do reto. Será este o caminho a seguir? EJSO 2013; 39: 715 - 20.
82. Mrak K, Uranitsch S, Pedross F, et al. Desviar a ileostomia versus não desviar após ressecção anterior baixa para cancro do reto: Um estudo prospetivo, aleatório e multicêntrico. Cirurgia 2016; 159 (4): 1129 - 39.
83. Maas M, Nelemans P, Valentini V, et al. Resultado a longo prazo em doentes com uma resposta patológica completa após quimiorradiação para cancro do reto: uma análise conjunta de dados de doentes individuais. Lancet Oncol 2010; 11: 835 - 44.
84. Janjan NA, Crane C, Feig BW, et al. Melhoria da sobrevivência global entre os que respondem à quimiorradiação pré-operatória para o cancro do reto localmente avançado. Am J Clin Oncol 2001; 24 (2): 107 - 12.
85. Capirci C, Valentini V, Cionini L, et al. Valor prognóstico da resposta patológica completa após terapia neoadjuvante no cancro do reto localmente avançado: análise a longo prazo de 566 doentes com ypCR. Int J Radiat Oncol Biol Phys 2008; 72: 99 - 107.
86. Velenik V. Post- treatment surveillance in colorectal cancer. Radiol Oncol 2010; 44 (3): 135 - 41.
87. Kim NK, Kim MS, Al- Asari SF. Atualização e questões de debate no tratamento cirúrgico do cancro do reto médio e baixo. J Korean SocColoproctol 2012; 28 (5): 230 - 40.
88. Bujko J, Rutkowski A, Chang GJ, et al. Is the 1- cm rule of distal bowel resection margin in rectal cancer based on clinical evidence? Uma revisão sistemática. Indian J Surg Oncol

2012; 3(2): 139 - 46.

89. Kuvshinoff B, Magfoor I, Miedema B, et al. Distal margin requirements after preoperative chemoradiotherapy for distal rectal carcinomas: are < or = 1 cm distal margins sufficient? Ann Surg Oncol 2001; 8: 163 - 9.

90. Fitzgerald TL, Brinkley J, Zervos EE. Pushing the envelope beyond a centimeter in rectal cancer: Implicações oncológicas de margens próximas, mas negativas. J Am Coll Surg 2011; 213: 589 - 95.

91. Rutkowski A, Nowacki MP, Chwalinski M, et al. Aceitação de uma margem de ressecção intestinal distal de 5 mm para o cancro do reto: é segura? Doença colorrectal 2011; 14: 71 - 8.

92. Komori K, Kanemitsu, Y, Ishiguro S, et al. Comprimento adequado da margem de ressecção distal cirúrgica no cancro do reto: do ponto de vista dos achados patológicos. The American Journal of Surgery 2012; 204: 474 - 80.

93. Pahlman L, Bujko K, Rutkowski, et al. Alterar o paradigma terapêutico para uma margem intestinal distal de < 1 cm em pacientes com cancro do reto de baixo grau: uma revisão sistemática e comentário. Colorectal Dis 2013; 15 (4): 166 - 74.

94. Hong KS, Monn N, Chung SS, et al. Resultados oncológicos no cancro do reto com margens de ressecção distal próximas: uma análise retrospetiva. Ann Surg Treat Res 2015; 89 (1): 23 - 9.

95. Vernava AM, Moran M, Rothenberger DA, et al. A prospective evaluation of distal margins in carcinoma of the rectum. Surg Gynecol Obstet 1992; 175: 333 - 6.

96. Kwak JY, Kim CW, Lim SB, et al. Margens de ressecção distal oncológicamente seguras em pacientes com cancro do reto tratados com quimiorradioterapia. J Gastrointest Surg. 2012; 16: 1947 - 54.

97. Nelson H, Pettreli N, Carlin A, et al. Guidelines 2000 for colon and rectal surgery. J Natl Cancer Inst 2001; 93: 583 - 96.

98. Sondenaa K, Kjellevold KH. A prospective study of the length of the distal margin after low anterior resection for rectal cancer. Int J Colorectal Dis 1990; 5: 103 - 5.

99. Fazio VW, Zutshi M, Remzi FH, et al A randomized multicenter trial to compare longterm functional outcome, quality of life, and complications of surgical procedures for low rectal cancers. Ann Surg 2007; 246: 481 - 90.

100. Pachler J, Wille-Jorgensen P. Quality of life after rectal resection for cancer, with or without permanent colostomy. Base de dados Cohrane de Revisões Sistemáticas 2005, Edição 2, Art. No.: CD004323.

101. Bordeianou L, Maguire LH, Alavi K, et al. Sphincter-sparing surgery in patients with low-lying rectal cancer: Técnicas, resultados oncológicos e resultados funcionais. J Gastrointest Surg 2014; 18: 1358 - 72.

Capítulo 4

SIGNIFICADO PROGNÓSTICO DA REGRESSÃO TUMORAL NO CANCRO DO RECTO LOCALMENTE AVANÇADO APÓS RADIOQUIMIOTERAPIA PRÉ-OPERATÓRIA

Mirko Omejc, Maja Potisek

INTRODUÇÃO

A quimiorradioterapia combinada (CRT) seguida de excisão mesorrectal total (TME) é o tratamento padrão para doentes com cancro do reto localmente avançado (1). Esta abordagem conduziu a um controlo tumoral significativamente melhorado, com taxas de recorrência local de <10%.

A TCR pré-operatória induz alterações tanto no aspeto macroscópico da peça cirúrgica como nas suas caraterísticas patológicas. A resposta patológica do tumor à terapêutica é um fator prognóstico importante para o prognóstico a longo prazo. Além disso, os doentes com uma resposta patológica completa ao tratamento neoadjuvante têm um prognóstico muito melhor do que os doentes com menos ou nenhuma resposta (2). A taxa de resposta é melhor na CRT neoadjuvante em comparação com a RT de longa duração, e possivelmente ausente na RT de curta duração com cirurgia imediata. De facto, a resposta máxima da radiação ocorre apenas várias semanas após o seu término (3). Por esta razão, a cirurgia tem sido adiada até 6-12 semanas após a CRT neoadjuvante (4,5). A utilização de CRT neoadjuvante que conduz à contração do tumor aumenta a probabilidade de realizar uma cirurgia que preserve o esfíncter e aumenta as margens circunferenciais e distais na peça cirúrgica com redução da invasão linfática e vascular (6,7,8,9). A quimiorradiação induz um efeito de downstaging do tumor, que melhora potencialmente a viabilidade de uma ressecção completa com benefícios no controlo local da doença. No entanto, o tipo e a taxa de remissão à CRT neoadjuvante continuam a ser consideravelmente variáveis. Enquanto alguns doentes podem não responder, outros podem mesmo registar uma progressão da doença. Noutros grupos de doentes, o estadiamento é reduzido e 15-25% dos doentes têm amostras cirúrgicas sem quaisquer células tumorais viáveis, uma condição designada por resposta patológica completa (ypCR) (10,11,12).

O objetivo do nosso estudo foi verificar se a regressão tumoral afectava a sobrevivência a longo prazo em doentes com cancro do reto localmente avançado, tratados com radioquimioterapia neoadjuvante.

Doentes e métodos

A nossa investigação retrospetiva incluiu doentes com cancro do reto localmente avançado (estádio II, III), tratados no departamento clínico de cirurgia abdominal do Centro Médico da Universidade de Liubliana entre 2006 e 2010. Após análise da documentação médica disponível e tendo em conta os critérios de exclusão (estádio I ou IV no momento do diagnóstico; tumores não invasivos, tumores in situ, tumores inoperáveis, ressecção não radical (R1, R2), reoperação devido a recorrência do tumor), foram selecionados para análise 202 doentes.

Os dados relevantes dos doentes foram: idade, sexo, tipo de operação, sobrevivência, estádio pré-operatório estabelecido por RM (cTNM), tipo de terapêutica neoadjuvante e achados pato-histológicos. Estes últimos permitiram uma classificação da extensão anatómica da doença de acordo com a 7ª ed. da classificação TNM da UICC (13). O grau de regressão histopatológica do tumor primário após a radioquimioterapia neoadjuvante foi avaliado de acordo com a escala de regressão de Dworak (14).

Os dados de sobrevivência foram fornecidos pelo Registo Oncológico. Foi utilizado o método de Kaplan-Meier para analisar a sobrevivência. A significância dos factores de prognóstico foi avaliada através da análise univariada e do teste logrank. As variáveis estatisticamente significativas da análise univariada foram utilizadas na análise multivariada; com o modelo de regressão de Cox, foram identificadas as variáveis independentes com efeito na sobrevivência a longo prazo dos doentes com cancro do reto.

Todas as análises estatísticas foram efectuadas com o programa estatístico SPSS 19.0.0 (SPSS Inc, Chicago, EUA). Um valor de $p < 0,05$ foi considerado estatisticamente significativo.

Resultados

Foram incluídos na investigação 202 doentes com cancro do reto. 114 (56,4%) eram do sexo masculino e 88 (43,6%) do sexo feminino. A idade média era de 62,5 anos (variação de 33-86). O seguimento mediano foi de 53,2 meses (variação de 29 a 88). De acordo com o diagnóstico pré-operatório (exame físico, análises laboratoriais, radiografia torácica, ecografia do abdómen e RMN da pélvis), foi estabelecido o estádio TNM. 38 doentes (18,5%) apresentavam um estádio II e 164 (81,5%) um estádio III da doença, tendo todos recebido tratamento neoadjuvante: radioterapia de longa duração (radiação total de 50,4 - 54 Gy) e, na maioria deles, quimioterapia adicional (5-fluorouracil ou capecitabina). 6-8 semanas após a conclusão do tratamento pré-operatório, todos os doentes foram submetidos a cirurgia de EMT. 152 (75%) doentes foram submetidos a uma ressecção anterior baixa, 2 das quais sem criação de anastomose (ressecção Hartmann) e 1 por via laparoscópica. 52 (25%) doentes foram submetidos a excisão abdominoperineal. 168 (83%) doentes receberam quimioterapia pós-operatória à base de 5-FU. Os restantes 17% dos doentes não receberam terapia adjuvante devido a complicações pós-operatórias, comorbilidades pré-existentes ou resultados patohistológicos favoráveis.

Os resultados pato-histológicos das amostras ressecadas revelaram: 31 doentes (15,3%) com resposta tumoral completa na parede rectal (ypT0). Os outros resultados foram: ypT1 em 13 doentes (6%), ypT2 em 46 (23%), ypT3 em 104 (52%) e ypT4 em 7 doentes (4%).

Gânglios linfáticos em amostras ressecadas: em 133 doentes (66%) não foram encontradas células tumorais (ypN0) e em 69 doentes (34%), os gânglios linfáticos eram positivos.

Após a terapia neoadjuvante, o estádio TNM foi reavaliado. 30 doentes (14,8%) atingiram o estádio final 0 (ypT0N0), o que significa uma resposta patológica completa ao tratamento pré-operatório. Os outros tumores responderam da seguinte forma: 45 doentes (22,3%) atingiram o estádio I, 52 (25,8%) o estádio II, 63 (31,2%) o estádio III e 12 doentes (5,9%) o estádio IV.

Analisando de perto o grupo de doentes com resposta patológica completa (ypT0N0), 17 deles (57%) tinham doença em estádio II no pré-operatório e 13 (43%) em estádio III. O estádio T pré-operatório foi o seguinte: cT2 em 6 doentes (20%), cT3 23 (77%) e cT4 1 doente (3%). Os gânglios linfáticos eram negativos no pré-operatório em 17 doentes (57%) e o cN1 foi estabelecido em 13 (43%). Em nenhum dos doentes com resposta patológica completa foi detectado cN2 no pré-operatório (tabela 1, figura 1).

Tabela 1. Resultados da análise de sobrevivência.

	Median survival [years]	95% confidence interval	p (log rank)
Pooperative stage 0	6,6	6,1-7,1	0,001
pooperative stage I	6,4	5,8-6,9	
Pooperative stage II	5,5	4,9-6,1	
Pooperative stage III	4,9	4,3-5,6	
Pooperative stage IV	3,7	2,8-4,6	
ypT0	6,6	6,1-6,7	0,011
ypT1	6,0	5,2-6,9	
ypT2	6,1	5,5-6,7	
ypT3	5,3	4,8-5,8	
ypT4	3,9	2,0-5,8	
ypN0	6,1	5,8-6,5	<0,001
ypN1	5,2	4,4-6,0	
ypN2	3,7	3,0-4,4	
Preoperative stage II	5,8	5,0-6,6	0,389
Preoperative stage III	5,6	5,1-6,0	

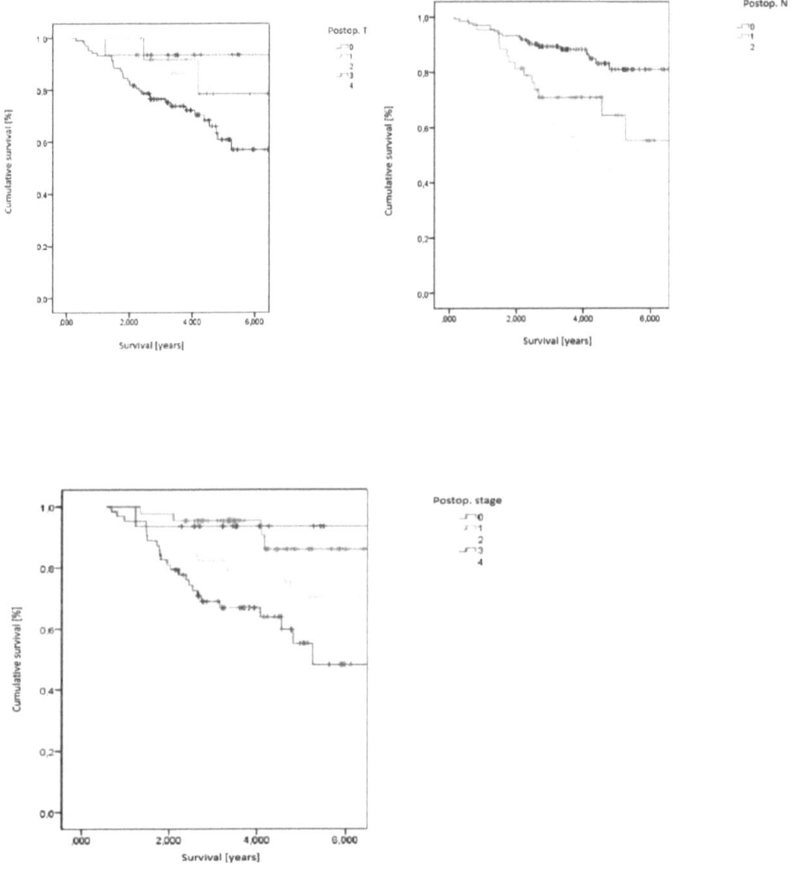

Figura 1. Sobrevivência de acordo com: a - T pobre (ypT), , b - N pobre (ypN), c - estádio de pobreza (yS).

Os resultados mostram que os doentes com resposta patológica completa (ypT0N0) têm um excelente prognóstico, uma vez que a taxa de sobrevivência a 5 anos é superior a 90% (72% no estádio II pós-operatório e 57% no estádio III pós-operatório). São também estatisticamente significativas as diferenças na sobrevivência de acordo com o estádio T pré-operatório (p=0,011) e o estádio N pré-operatório (p<0,001). Se forem encontradas células tumorais nas amostras ressecadas, isso significa um pior prognóstico, uma vez que a taxa de sobrevivência a 5 anos desce de 80% no ypN0 para 65% no ypN1 e apenas 30% no ypN2.

De acordo com a análise univariada, as variáveis estatisticamente importantes foram o estadio desfavorável e o T e N desfavoráveis. Utilizámos o modelo de riscos proporcionais ou a regressão de Cox para verificar se alguma das variáveis supramencionadas, incluindo a resposta à terapêutica pré-operatória (considerada como downstaging pós-operatório), actua como factores prognósticos independentes na previsão da sobrevivência em doentes após terapêutica neoadjuvante. Os resultados são apresentados na tabela 2. ypT, ypN e estádio pós-operatório não actuam como variáveis independentes. O único fator de prognóstico independente estatisticamente significativo é a resposta à terapêutica neoadjuvante ($p<0,003$).

	Hazard ratio	95% confidence interval	p
ypT	1,307	0,847-2,014	0,226
ypN	1,507	0,935-2,428	0,092
Postoperative stage	1,268	0,793-2,027	0,793
Downstaging (response to preoperative therapy)	2,725	1,4-5,3	0,003

Tabela 2: Resultados da análise multivariada.

A Figura 2 mostra as diferenças na sobrevivência de acordo com a resposta à terapêutica neoadjuvante no grupo de doentes com estádio pré-operatório II, em comparação com o grupo de doentes com estádio pré-operatório III. A sobrevivência é estatisticamente melhor se os doentes responderem à terapêutica neoadjuvante.

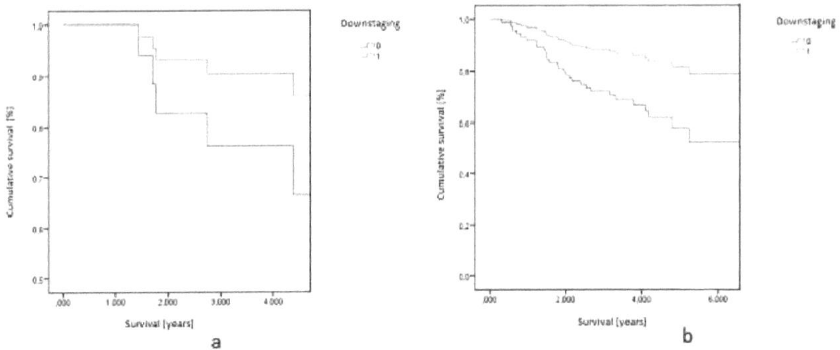

Figura 2. Sobrevivência de acordo com a resposta à terapêutica neoadjuvante (0: sem resposta, 1: resposta): a - grupo de doentes com estádio pré-operatório II, b - grupo de doentes com estádio pré-operatório III

Discussão

A avaliação da resposta do tumor à radioquimioterapia neoadjuvante apenas com base no downstaging pode ser enganadora. O tumor pode diminuir significativamente de tamanho (por exemplo, de T3 pré-operatório para T2 pós-operatório), mas pode não haver regressão tumoral evidente, o que significa uma massa considerável de células tumorais num tumor macroscopicamente pequeno. Por outro lado, apesar de não haver redução de tamanho após a terapia neoadjuvante, pode haver uma boa regressão e muito poucas ou nenhumas células tumorais são encontradas na peça cirúrgica ressecada (10,14).

A resposta patológica completa (pCR), que significa estádio ypT0N0 ou, por outras palavras, ausência de células tumorais na peça cirúrgica ressecada, pode ser detectada em 7-30% dos doentes com cancro do reto localmente avançado, tratados com terapêutica neoadjuvante (2,7,8). Os nossos resultados são comparáveis aos desses estudos, uma vez que detectámos 14,8% de pCR. Utilizando a análise estatística, descobrimos que a pCR significa um excelente prognóstico, uma vez que a taxa de sobrevivência aos 5 anos foi >90% (p=0,001). Uma meta-análise de 12 grandes estudos a nível mundial relata 90,2% de taxa de sobrevivência aos 5 anos em doentes com pCR (p=0,0001) (15); uma percentagem semelhante (90% ou mais) é mencionada em vários outros estudos (2,4,16), enquanto outros não conseguiram provar a relação entre pCR e melhor sobrevivência (15). Na literatura, existe forte evidência de que os doentes com pCR têm muito poucas recorrências locais (2-

5% em 5 anos) e que existem diferenças estatisticamente significativas, se os grupos de doentes com pCR forem comparados com aqueles que não responderam ao tratamento pré-operatório (4,16). É importante referir que, nalguns casos, não foram encontradas quaisquer recorrências locais em grupos de doentes com pCR (6,17). No entanto, independentemente da ausência de recorrências locais, continua a existir a possibilidade de metástases à distância. O tumor primário pode responder completamente à terapêutica neoadjuvante, mas o problema são os focos micrometastáticos à distância, que podem não ser detectados na altura do diagnóstico primário. Podem responder ou não à terapêutica neoadjuvante e, neste último caso, continuam a ser a fonte de células tumorais, mesmo após um tratamento neoadjuvante bem sucedido no local do tumor primário (15,18).
De acordo com a nossa investigação, o pT, o pN e o estádio pós-operatório afectam de forma importante a sobrevivência. Um pT mais baixo, a ausência de células tumorais nos gânglios linfáticos ressecados e um estádio pós-operatório mais baixo significam um melhor prognóstico ($p=0,011$; $<0,001$ e 0,001 para pT, pN e estádio pós-operatório, respetivamente). No entanto, nenhuma das variáveis mencionadas se mostrou estatisticamente significativa na análise multivariada. O único fator de prognóstico, que actua como variável independente, foi a resposta à terapêutica neoadjuvante, ou seja, o downstaging ($p=0,003$). Os depósitos tumorais nos gânglios linfáticos locais significam quase invariavelmente um pior prognóstico.

Um achado interessante é que em cerca de 17% dos doentes com ypT0 ainda podem ser encontradas células tumorais nos gânglios linfáticos perirectos . Estes doentes actuam de forma semelhante ao grupo de doentes sem resposta à terapêutica neoadjuvante (6,19).

A pCR é alcançada em tumores que, por si só, têm um perfil biológico favorável, com menor suscetibilidade a recorrências locais ou metástases à distância. Vários ensaios tentaram encontrar possíveis marcadores biológicos para a pCR (2,11,19).

Considerando que existem dados sobre o excelente prognóstico em doentes com pCR, a questão sobre a terapêutica mais adequada em doentes com pCR ainda não foi respondida. Poderá a radioquimioterapia neoadjuvante sem cirurgia ser suficiente ou poderá uma operação menos extensa, por exemplo, a excisão local transanal, ser uma melhor opção para estes doentes (1,19,20)? Existem muitas razões contra a EMT: é um procedimento mutilante com uma mortalidade significativa e muitas consequências a longo prazo (incontinência fecal, disfunção urinária e sexual). Mas, por outro lado, sem cirurgia não podemos avaliar de forma fiável o pCR, uma vez que a precisão de outros métodos de avaliação da resposta do tumor ao tratamento pré-operatório é baixa (12).

Existe alguma possibilidade de avaliar, no pré-operatório, se os doentes responderam completamente ao tratamento e se todas as células tumorais foram destruídas? A resposta clínica completa (cCR) representa uma lista de caraterísticas clínicas e endoscópicas: branqueamento da mucosa da parede rectal, telangiectasias na mucosa, cicatrizes na parede rectal, vistas como uma ligeira rigidez da parede durante a insuflação. Se for encontrada uma ulceração, um nódulo palpável ou uma estenose durante o exame, isso significa uma resposta clínica incompleta (12). São utilizados dois termos diferentes: *RCc inicial*, que é avaliada imediatamente após a terapêutica neoadjuvante, e *RCc sustentada*, quando a RCc é mantida durante 10 semanas-12 meses após a conclusão da quimiorradioterapia. O problema desta abordagem é o facto de não sabermos nada sobre o estado nodal. Nomeadamente, nos gânglios linfáticos podem ainda estar presentes células tumorais residuais (18). Os investigadores brasileiros foram os primeiros a introduzir a chamada abordagem "wait-and-see" num grupo selecionado de doentes (16,19). Esses pacientes não foram operados, mas foram acompanhados de perto. O acompanhamento consistiu em exame clínico, proctoscopia rígida, biópsias e dosagem dos níveis séricos de CEA. Neste ensaio, foram incluídos apenas 99 doentes com CCR sustentada. A sobrevivência global a 5 anos foi de 92,7% e a sobrevivência livre de doença a 5 anos foi de 85%, o que é comparável aos resultados obtidos em doentes operados. De acordo com os resultados do ensaio existente, concluíram que o método "esperar para ver" é seguro e bem sucedido, mas apenas em doentes cuidadosamente selecionados com carcinoma do reto inferior e boa resposta à terapêutica neo-adjuvante (16,19).

O grupo de investigação holandês definiu o CCR com base na RM e na endoscopia da seguinte forma: na RM, não é detectado qualquer tumor residual ou apenas está presente fibrose; não existem gânglios linfáticos suspeitos; endoscopicamente, não pode ser detectado qualquer tumor residual; a biopsia deve ser negativa; se, no início, o tumor for palpável no exame digitorectal, deve ser indetetável no mesmo exame após a terapêutica neoadjuvante. O seu grupo de testes era constituído por 21 doentes: o resultado oncológico foi comparável ao dos doentes operados, a sobrevivência aos 2 anos foi de 100%, a recorrência local foi detectada em 2%. Além disso, os doentes não operados apresentavam significativamente menos complicações funcionais. Os investigadores sublinharam a importância de avaliar o estado dos nódulos após a terapêutica neoadjuvante para decidir se um determinado doente é adequado para a abordagem "esperar para ver". Eles utilizaram a ressonância magnética para avaliar o status nodal, o que não foi o caso no estudo brasileiro. Consequentemente, este último incluiu mais pacientes com células tumorais residuais não detectadas nos gânglios linfáticos. Esta pode ser a razão pela qual o resultado oncológico no ensaio brasileiro é pior do que no holandês (21). Outros ensaios não apresentaram resultados tão bons da abordagem "esperar para ver"; de facto, observaram um número significativamente maior de recorrências locais
(23-83%), enquanto a sobrevivência a longo prazo pode ser comparada com a sobrevivência a longo

prazo em doentes operados.

Há que salientar as limitações das investigações actuais: muitas delas são pequenos estudos retrospectivos com um seguimento relativamente curto, pelo que, no futuro, devem ser realizados ensaios mais extensos. O mais adequado seria um ensaio clínico prospetivo e aleatório para comparar a abordagem de "esperar para ver" com a radioquimioterapia neoadjuvante padrão e a excisão mesorrectal total do cancro do reto. No entanto, a atribuição aleatória de doentes a qualquer um dos grupos de investigação pode ser questionável. Um ensaio retrospetivo americano, que avaliou a percentagem de doentes com cCR determinado no pré-operatório que efetivamente alcançaram pCR, determinado no pós-operatório. Apenas um quarto dos doentes com cCR alcançou também pCR, o que aponta para a importância de uma seleção cuidadosa dos doentes, adequados para tratamento não operatório (12,22).

CONCLUSÃO

A nossa investigação permitiu-nos demonstrar que os doentes com boa resposta à radioquimioterapia pré-operatória têm um melhor prognóstico e menos recorrências ou metástases à distância. Para eles, os benefícios da terapia neoadjuvante são indiscutíveis. A investigação existente deve servir de base para outras investigações, com as quais se poderiam definir factores preditivos de uma boa ou má resposta à radioquimioterapia numa população de doentes com cancro do reto localmente avançado. Numa população, há sempre doentes com má ou nenhuma resposta à terapêutica neodjuvante. Está provado que a radioquimioterapia pré-operatória geralmente (exceto nos doentes com pCR) não melhora a sobrevivência global. É certo que diminui a possibilidade de recorrências locais, mas a principal causa de morte nos doentes com cancro do reto são geralmente as metástases à distância, que nem sempre podem ser evitadas pela terapêutica neoadjuvante (18). Muitos estudos demonstram que a elevada qualidade das excisões radicais mesorrectais totais supera o tratamento multimodal. Permanece a questão de saber se a quimioterapia e a radiação são realmente tão vitais para os doentes com cancro do reto. O facto é que, com uma excisão mesorrectal radical de qualidade, todo o tecido tumoral e os gânglios linfáticos são removidos (23). A TME é um procedimento mutilante que causa muitas incapacidades funcionais, mas, por outro lado, a radioquimioterapia também tem os seus efeitos secundários. Um deles são os efeitos a longo prazo devido a lesões nervosas e vasculares na área perirectal, o que significa um agravamento da função anorrectal. Esta pode ser muito pior após a radioquimioterapia do que após a EMT isolada (24,25). No futuro, são necessários inquéritos sobre a qualidade de vida após o tratamento para definir a abordagem mais adequada com os melhores resultados oncológicos e funcionais nos doentes que respondem mal ao tratamento ou que não respondem de todo.

LITERATURA

1. Trakarnsanga A, Ithimakin S, Weiser MR. Tratamento do cancro do reto localmente avançado: controvérsias e questões. World J Gastroenterol 2012; 18(39): 5521-32.
2. Ferrari L, Fichera A Terapia de quimiorradiação neoadjuvante e resposta patológica completa no cancro do reto. Relatório de Gastroenterologia, 3(4), 2015, 277-288.
3. Peeters KC, van de Velde CJH, Leer JW, et al. Late side effects of short-course preoperative radiotherapy combined with total mesorectal excision for rectal cancer: increased bowel dysfunction in irradiated patients - a Dutch colorectal cancer group study. J Clin Oncol 2005; 23(25): 6199-206.
4. Guillem JG, Chessin DB, Cohen AM, et al. Long-term oncologic outcome following preoperative combined modality therapy and total mesorectal excision of locally advanced rectal cancer. Ann Surg 2005; 241(5): 829-36.
5. Garcia-Aguilar J, Hernandez de Anda E, Sirivongs P, et al. A pathologic complete response to preoperative chemoradiation is associated with lower local recurrence and improved survival in rectal cancer patients treated by mesorectal excision. Dis Colon Rectum 2003; 46(3): 298-304.
6. Hughes R, Glynne-Jones R, Grainger J, et al. Can pathological complete response in the primary tumor following pre-operative pelvic chemoradiotherapy for T3-T4 rectal cancer predict for sterilisation of pelvic lymph nodes, a low risk of local recurrence and the appropriateness of local excision? Int J Colorectal Dis 2006; 21(1): 11-7.
7. Huebner M, Wolff BG, Smyrk TC, et al. Partial pathologic response and nodal status as most significant prognostic factors for advanced rectal cancer treated with preoperative chemoradiotherapy. World J Surg 2012; 36(3): 675-83.
8. Kalady MF, de Campos-Lobato LF, Stocchi L, et al. Predictive factors of pathologic complete response after neoadjuvant chemoradiation for rectal cancer. Ann Surg 2009; 250(4): 582-9.
9. Huh JW, Kim HR, Kim YJ. Previsão clínica da resposta patológica completa após quimiorradioterapia pré-operatória para cancro do reto. Dis Colon Rectum 2013; 56(6): 698703.
10. Hermanek P, Merkel S, Hohenberger W. Prognóstico do carcinoma do reto após tratamento

multimodal: a classificação ypTNM e a classificação da regressão tumoral são essenciais. Anticancer Res 2013; 33(2): 559-66.

11. Kawai K, Ishihara S, Nozawa H, Hata K, Kiyomatsu T, Morikawa T, Fukayama M, Watanabe T. Previsão de resposta patológica completa usando achados endoscópicos e resultados de pacientes que foram submetidos a espera vigilante após quimiorradioterapia para câncer retal. Dis Colon Rectum 2017; 60: 368-375.
12. Smith FM, Wiland H, Mace A, Pai RK, Kalady MF. Os critérios clínicos subestimam a resposta patológica completa no cancro rectal tratado com quimiorradioterapia neoadjuvante. Dis Colon Rectum 2014; 57: 311-315.
13. Sobin LH, Gospodarowicz MK, Wittekind C. TNM classification of malignant tumours 7th ed., New York. New York: John Wiley & Sons; 2009.
14. Dworak O, Keilholz L, Hoffmann A. Pathological features of rectal cancer after preoperative radiochemotherapy. Int J Colorect Dis 1997; 12(1): 19-23.
15. Martin ST, Heneghan HM, Winter DC. Revisão sistemática e meta-análise dos resultados após resposta patológica completa à quimiorradioterapia neoadjuvante para o cancro do reto. Br J Surg 2012; 99(7): 918-28.
16. Fraser MS, Rao C, Perez RO, Bujko K, Habr-Gama A, Faiz O. Avoiding Radical Surgery Improves Early Survival in Elderly Patients With Rectal Cancer, Demonstrating Complete Clinical Response After Neoadjuvant Therapy: Results of a Decision-Analytic Mode. Doenças do Cólon e Reto 2015;58: 159-171.
17. Kuo LJ, Liu MC, Jian JJ, et al. Is final TNM staging a predictor for survival in locally advanced rectal cancer after preoperative chemoradiation therapy? Ann Surg Oncol 2007; 14(10): 2766-72.
18. Theodoropoulos G, Wise WE, Padmanabhan A, et al. T-level downstaging and complete pathologic response after preoperative chemoradiation for advanced rectal cancer result in decreased recurrence and improved disease-free survival. Dis Colon Rectum 2002; 45(7): 895-903.
19. Sprenger T, Rothe H, Conradi CR, Beissbarth T, Kauffels A, Kitz J, Homayounfar K, Wolff H, Strobel Ph, Ghadimi M, Wittekind C, Sauer R, Rddel C, Liersch T. StageDependent Frequency of Lymph Node Metastases in Patients With Rectal Carcinoma After Preoperative Chemoradiation: Results from the CAO/ARO/AIO-94 Trial and From a Comparative Prospective Evaluation With Extensive Pathological Workup. Dis Colon Rectum 2016; 59: 377-385.
20. Kong JC, Guerra RG, Warrier SK, Ramsay RG, Heriot AG. Outcome and Salvage Surgery Following "Watch and Wait" for Rectal Cancer after Neoadjuvant Therapy: Uma revisão

sistemática. Doenças do Cólon e Reto 2017;60: 335-345.

21. Kim NK, Kim MS, Al-Asari SF. Atualização e questões de debate no tratamento cirúrgico do cancro do reto médio e baixo. J Korean Soc Coloproctol 2012;28(5):230-240.
22. Maas M, Beets-Tan RG, Lanbregts DM, et al. Política de espera para respondedores clínicos completos após quimiorradiação para cancro do reto. J Clin Oncol 2011; 29(35): 4633-40.
23. Hiotis SP, Weber SM, Cohen AM, et al. Assessing the predictive value of clinical complete response to neoadjuvant therapy for rectal cancer: an analysis of 448 patients. J Am Coll Surg 2002; 194(2): 131-5.
24. Chang KH, Smith MJ, McAnena OJ, et al. Increased use of multidisciplinary treatment modalities adds little to the outcome of rectal cancer treated by optimal total mesorectal excision. Int J Colorectal Dis 2012; 27(10): 1275-83.
25. Loos M, Quentmeier P, Schuster T, et al. Effect of preoperative radio(chemo)therapy on long term functional outcome in rectal cancer patients: a systematic review and metaanalysis. Ann Surg Oncol 2013; 20(6): 1816-28.

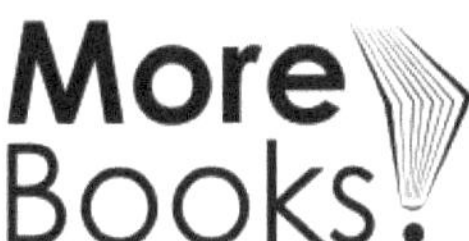

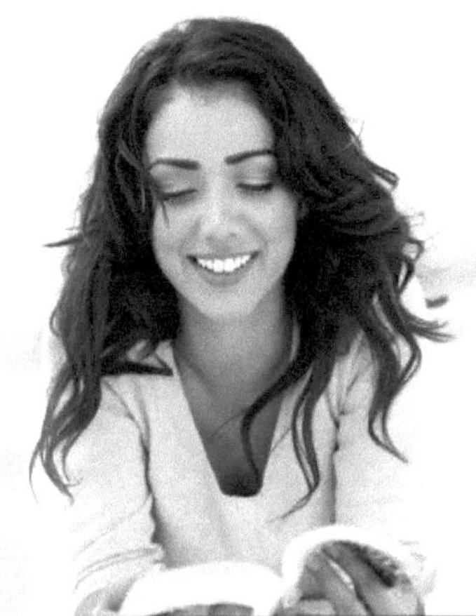

I want morebooks!

Buy your books fast and straightforward online - at one of world's fastest growing online book stores! Environmentally sound due to Print-on-Demand technologies.

Buy your books online at
www.morebooks.shop

Compre os seus livros mais rápido e diretamente na internet, em uma das livrarias on-line com o maior crescimento no mundo! Produção que protege o meio ambiente através das tecnologias de impressão sob demanda.

Compre os seus livros on-line em
www.morebooks.shop

info@omniscriptum.com
www.omniscriptum.com

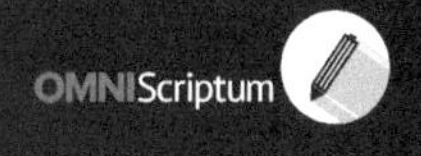

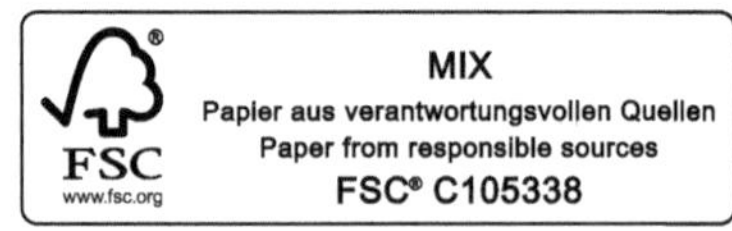

Printed by Books on Demand GmbH, Norderstedt / Germany